何 何
任 若
萍
整
理

汉·张仲景 撰

中医临床必读丛书 重刊

金匮要略

人民卫生出版社
·北京·

图书在版编目（CIP）数据

金匮要略 ／（汉）张仲景撰；何任，何若苹整理
. —北京：人民卫生出版社，2023.3（2025.11 重印）
（中医临床必读丛书重刊）
ISBN 978-7-117-34616-0

Ⅰ.①金… Ⅱ.①张… ②何… ③何… Ⅲ.①《金匮
要略方论》 Ⅳ.① R222.3

中国国家版本馆 CIP 数据核字（2023）第 045073 号

人卫智网	www.ipmph.com	医学教育、学术、考试、健康，
		购书智慧智能综合服务平台
人卫官网	www.pmph.com	人卫官方资讯发布平台

中医临床必读丛书重刊
金匮要略
Zhongyi Linchuang Bidu Congshu Chongkan
Jingui Yaolüe

撰　　者：汉·张仲景
整　　理：何　任　何若苹
出版发行：人民卫生出版社（中继线 010-59780011）
地　　址：北京市朝阳区潘家园南里 19 号
邮　　编：100021
E - mail：pmph @ pmph.com
购书热线：010-59787592　010-59787584　010-65264830
印　　刷：中农印务有限公司
经　　销：新华书店
开　　本：889×1194　1/32　印张：5.5
字　　数：85 千字
版　　次：2023 年 3 月第 1 版
印　　次：2025 年 11 月第 4 次印刷
标准书号：ISBN 978-7-117-34616-0
定　　价：22.00 元
打击盗版举报电话：010-59787491　E-mail：WQ @ pmph.com
质量问题联系电话：010-59787234　E-mail：zhiliang @ pmph.com
数字融合服务电话：4001118166　E-mail：zengzhi @ pmph.com

重刊说明

中医药学是中华民族的伟大创造,是中国古代科学的瑰宝,也是打开中华文明宝库的钥匙,为中华民族繁衍生息做出了巨大贡献,对世界文明进步产生了积极影响。中华五千年灿烂文化,"伏羲制九针""神农尝百草",中医经典著作作为中医学的重要组成部分,是中医药文化之源、理论之基、临床之本。为了把这些宝贵的财富继承好、发展好、利用好,人民卫生出版社于 2005 年推出了《中医临床必读丛书》(简称《丛书》)(105 种),随后于 2017 年推出了《中医临床必读丛书》(典藏版)(30 种),丛书出版后深受读者欢迎,累计印制近 900 万册,成为了中医药从业人员和爱好者的必读经典。

毋庸置疑,中医古籍不仅是中医理论的基础,更是中医临床坚强的基石,提高临床疗效的捷径。每一位中医从业者,无不是从中医经典学起的。"读经典、悟原理、做临床、跟名师、成大家"是中医成才的必要路径。为了贯彻落实党的二十大报告指出的促进中医药传承创新发展和《关于推进新时代古籍工作的意见》

要求,传承中医典籍精华,同时针对后疫情时代中医药在护佑人民健康方面的重要性以及大众对于中医经典的重视,我们因时因势调整和完善中医古籍出版工作,因此,在传承《丛书》原貌的基础上,对 105 种图书进行了改版,推出《中医临床必读丛书重刊》(简称《重刊》)。为了便于读者阅读,本版尽量保留原版风格,并采用双色印刷,将"养生类著作"单列,对每部图书的导读和相关文字进行了更新和勘误;同时邀请张伯礼院士和王琦院士为《重刊》作序,具体特点如下:

1. **精选底本,校勘严谨** 每种古籍均由各科专家遴选精善底本,加以严谨校勘,为读者提供精准的原文。在内容上,考虑中医临床人员的学习需要,一改过去加校记、注释、语译等方式,原则上只收原文,不作校记和注释,类似古籍的白文本。对于原文中俗体字、异体字、避讳字、古今字予以径改,不作校注,旨在使读者在研习之中渐得旨趣,体悟真谛。

2. **导读要览,入门捷径** 为了便于读者学习和理解,每本书前撰写了导读,介绍作者生平、成书背景、学术特点,重点介绍该书的主要内容、学习方法和临证思维方法,以及对临床的指导意义,对书的内容提要钩玄,方便读者抓住重点,提升学习和临证效果。

3. **名家整理,打造精品** 《丛书》整理者如余瀛

重
刊
说
明

鳌、钱超尘、郑金生、田代华、郭君双、苏礼等大部分专家都参加了我社 20 世纪 80 年代中医古籍整理工作，他们拥有珍贵而翔实的版本资料，具备较高的中医古籍文献整理水平与丰富的临床经验，是我国现当代中医古籍文献整理的杰出代表，加之《丛书》在读者心目中的品牌形象和认可度，相信《重刊》一定能够历久弥新，长盛不衰，为新时代我国中医药事业的传承创新发展做出更大的贡献。

主要分类和具体书目如下：

① 经典著作

《黄帝内经素问》   《金匮要略》

《灵枢经》   《温病条辨》

《伤寒论》   《温热经纬》

② 诊断类著作

《脉经》   《濒湖脉学》

《诊家枢要》

③ 通用著作

《中藏经》   《三因极一病证方论》

《伤寒总病论》   《素问病机气宜保命集》

《素问玄机原病式》   《内外伤辨惑论》

《儒门事亲》   《石室秘录》

《脾胃论》   《医学源流论》

《兰室秘藏》   《血证论》

《格致余论》   《名医类案》

《丹溪心法》   《兰台轨范》

《景岳全书》   《杂病源流犀烛》

《医贯》   《古今医案按》

《理虚元鉴》   《笔花医镜》

《明医杂著》   《类证治裁》

《万病回春》   《医林改错》

《慎柔五书》   《医学衷中参西录》

《内经知要》   《丁甘仁医案》

《医宗金鉴》

4 各科著作

(1) 内科

《金匮钩玄》   《张氏医通》

《秘传证治要诀及类方》 《张聿青医案》

《医宗必读》   《临证指南医案》

《医学心悟》   《症因脉治》

《证治汇补》   《医学入门》

《医门法律》   《先醒斋医学广笔记》

《温疫论》　　　　　　　《串雅内外编》

《温热论》　　　　　　　《医醇賸义》

《湿热论》　　　　　　　《时病论》

（2）外科

《外科精义》　　　　　　《外科证治全生集》

《外科发挥》　　　　　　《疡科心得集》

《外科正宗》

（3）妇科

《经效产宝》　　　　　　《傅青主女科》

《女科辑要》　　　　　　《竹林寺女科秘传》

《妇人大全良方》　　　　《济阴纲目》

《女科经纶》

（4）儿科

《小儿药证直诀》　　　　《幼科发挥》

《活幼心书》　　　　　　《幼幼集成》

（5）眼科

《秘传眼科龙木论》　　　《眼科金镜》

《审视瑶函》　　　　　　《目经大成》

《银海精微》

（6）耳鼻喉科

《重楼玉钥》　　　　　　《喉科秘诀》

《口齿类要》

(7)针灸科

《针灸甲乙经》 《针灸大成》

《针灸资生经》 《针灸聚英》

《针经摘英集》

(8)骨伤科

《永类钤方》 《世医得效方》

《仙授理伤续断秘方》 《伤科汇纂》

《正体类要》 《厘正按摩要术》

⑤ 养生类著作

《寿亲养老新书》 《老老恒言》

《遵生八笺》

⑥ 方药类著作

《太平惠民和剂局方》 《得配本草》

《医方考》 《成方切用》

《本草原始》 《时方妙用》

《医方集解》 《验方新编》

《本草备要》

人民卫生出版社

2023 年 2 月

序　一

党的二十大报告提出,把马克思主义与中华优秀传统文化相结合。中医药学是中国古代科学的瑰宝,也是打开中华文明宝库的钥匙。当前,中医药发展迎来了天时、地利、人和的大好时机。特别是近十年来,党中央、国务院密集出台了一系列方针政策,大力推动中医药传承创新发展,其重视程度之高、涉及领域之广、支持力度之大,都是前所未有的。"识势者智,驭势者赢",中医药人要乘势而为,紧紧把握住历史的机遇,承担起时代的责任,增强文化自信,勇攀医学高峰,推动中医药传承创新发展。而其中人才培养是当务之急,不可等闲视之。

作为中医药人才成长的必要路径,中医经典著作的重要性毋庸置疑。历代名医先贤,无不熟谙经典,并通过临床实践续先贤之学,创立弘扬新说;发皇古义,融会新知,提高临床诊治水平,推动中医药学术学科进步,造福于黎庶。孙思邈指出:"凡欲为大医,必须谙《素问》《甲乙》《黄帝针经》……"李东垣发《黄帝内经》胃气学说之端绪,提出"内伤脾胃,百病

9

由生"的观点,一部《脾胃论》成为内外伤病证辨证之圭臬。经典者,路志正国医大师认为:原为"举一纲而万目张,解一卷而众篇明"之作,经典之所以奉为经典,一是经过长时间的临床实践检验,具有明确的临床指导作用和理论价值;二是后代医家在学术流变中,不断诠释、完善并丰富了其内涵与外延,使其与时俱进,丰富和发展了理论。

如何研习经典,南宋大儒朱熹有经验可以借鉴:为学之道,莫先于穷理;穷理之要,必在于读书;读书之法,莫贵于循序而致精;而致精之本,则又在于居敬而持志。读朱子治学之典,他的《观书有感》诗歌可为证:"半亩方塘一鉴开,天光云影共徘徊。问渠那得清如许? 为有源头活水来。"可诠释读书三态:一是研读经典关键是要穷究其理,理在书中,文字易懂但究理需结合临床实践去理解、去觉悟;更要在实践中去应用,逐步达到融汇贯通,圆机活法,亦源头活水之谓也。二是研读经典当持之以恒,循序渐进,读到豁然以明的时候,才能体会到脑洞明澄,如清澈见底的一塘活水,辨病识证,仿佛天光云影,尽映眼前的境界。三是研读经典者还需有扶疾治病、济世救人之大医精诚的精神;更重要的是,读经典还需怀着敬畏之心去研读赏析,信之用之日久方可发扬之;有糟粕可弃用,但须慎之。

在这次新型冠状病毒感染疫情的防治中,疫病相关的中医经典发挥了重要作用,2020 年疫情初期我们通过流调和分析,明确了新型冠状病毒感染是以湿毒内蕴为核心病机、兼夹发病为临床特点的认识,有力指导了对疫情的防治。中医药早期介入,全程参与,有效控制转重率,对重症患者采取中西医结合救治,降低了病死率,提高了治愈率。所筛选出的"三药三方"也是出自古代经典。在中医药整建制接管的江夏方舱医院中,更是交出了 564 名患者零转重、零复阳,医护零感染的出色答卷。中西医结合、中西药并用成为中国抗疫方案的亮点,是中医药守正创新的一次生动实践,也为世界抗疫贡献了东方智慧,受到世界卫生组织(WHO)专家组的高度评价。

经典中蕴藏着丰富的原创思路,给人以启迪。青蒿素的发明即是深入研习古典医籍受到启迪并取得成果的例证。进入新时代,国家药品监督管理部门所制定的按古代经典名方目录管理的中药复方制剂,基于人用经验的中药复方制剂新药研发等相关政策和指导原则,也助推许多中医药科研人员开始从古典医籍中寻找灵感与思路,研发新方新药。不仅如此,还有学者从古籍中梳理中医流派的传承与教育脉络,以传统的人才培养方法与模式为现代中医药教育提供新的借鉴……可见中医药古籍中的内容对当代中医药科研、临床与教育均具有指导作用，应该受到重视与研习。

我们欣慰地看到，人民卫生出版社在20世纪50年代便开始了中医古籍整理出版工作，先后经过了影印、白文版、古籍校点等阶段，经过近70年的积淀，为中医药教材、专著建设做了大量基础性工作；并通过古籍整理，培养了一大批中医古籍整理名家和专业人才，形成了"品牌权威、名家云集""版本精良、校勘精准""读者认可、历久弥新"等鲜明特点，赢得了广大读者和行业内人士的普遍认可和高度评价。2005年，为落实国家中医药管理局设立的培育名医的研修项目，精选了105种中医经典古籍分为三批刊行，出版以来，重印近千万册，广受读者欢迎和喜爱。"读经典、做临床、育悟性、成明医"在中医药行业内蔚然成风，可以说这套丛书为中医临床人才培养发挥了重要作用。此次人民卫生出版社在《中医临床必读丛书》的基础上进行重刊，是践行中共中央办公厅、国务院办公厅《关于推进新时代古籍工作的意见》和全国中医药人才工作会议精神，以实际行动加强中医古籍出版工作，注重古籍资源转化利用，促进中医药传承创新发展的重要举措。

经典之书,常读常新,以文载道,以文化人。中医经典与中华文化血脉相通,是中医的根基和灵魂。"欲穷千里目,更上一层楼",经典就是学术进步的阶梯。希望广大中医药工作者乃至青年学生,都要增强文化自觉和文化自信,传承经典,用好经典,发扬经典。

有感于斯,是为序。

中国工程院院士　国医大师
天津中医药大学　名誉校长　张伯礼
中国中医科学院　名誉院长
2023 年 3 月于天津静海团泊湖畔

序 二

中医药典籍浩如烟海,自先秦两汉以来的四大经典《黄帝内经》《难经》《神农本草经》《伤寒杂病论》,到隋唐时期的著名医著《诸病源候论》《备急千金要方》,宋代的《经史证类备急本草》《圣济总录》,金元时期四大医家刘完素、张从正、李东垣和朱丹溪的著作《素问玄机原病式》《儒门事亲》《脾胃论》《丹溪心法》等,到明清之际的《本草纲目》《医门法律》等,中医古籍是我国中医药知识赖以保存、记录、交流和传播的根基和载体,是中华民族认识疾病、诊疗疾病的经验总结,是中医药宝库的精华。

中华人民共和国成立以来,在中医药、中西医结合临床和理论研究中所取得的成果,与中医古籍研究有着密不可分的关系。例如中西医结合治疗急腹症,是从《金匮要略》大黄牡丹汤治疗肠痈等文献中得到启示;小夹板固定治疗骨折的思路,也是根据《仙授理伤续断秘方》等医籍治疗骨折强调动静结合的论述所取得的;活血化瘀方药治疗冠心病、脑血管意外和闭塞性脉管炎等疾病的疗效,是借鉴《医林改错》

等古代有关文献而加以提高的；尤其是举世瞩目的抗疟新药青蒿素，是基于《肘后备急方》治疟单方研制而成的。

党的二十大报告提出，深入实施科教兴国战略、人才强国战略。人才是全面建设社会主义现代化国家的重要支撑。培养人才，教育要先行，具体到中医药人才的培养方面，在院校教育和师承教育取得成就的基础上，我还提出了书院教育的模式，得到了国家中医药管理局和各界学者的高度认可。王琦书院拥有115位两院院士、国医大师的强大师资阵容，学员有岐黄学者、全国名中医和来自海外的中医药优秀人才代表。希望能够在中医药人才培养模式和路径方面进行探索、创新。

那么，对于个人来讲，我们怎样才能利用好这些古籍，来提升自己的临床水平？我以为应始于约，近于博，博而通，归于约。中医古籍博大精深，绝非只学个别经典即能窥其门径，须长期钻研体悟和实践，精于勤思明辨、临床辨证，善于总结经验教训，才能求得食而化，博而通，通则返约，始能提高疗效。今由人民卫生出版社对《中医临床必读丛书》(105种)进行重刊，我认为是件非常有意义的事，《重刊》校勘严谨，每本书都配有导读要览，同时均为名家整理，堪称精品,是在继承的基础上进行的创新,这无疑对提高临床疗效、推动中医药事业的继承与发展具有积极的促进作用,因此,我们也会将《重刊》列为书院教学尤其是临床型专家成长的必读书目。

韶光易逝,岁月如流,但是中医人探索求知的欲望是亘古不变的。我相信,《重刊》必将对新时代中医药人才培养和中医学术发展起到很好的推动作用。为此欣慰之至,乐为之序。

中国工程院院士 国医大师 王琦

2023 年 3 月于北京

原　序

中医药学是具有中国特色的生命科学,是科学与人文融合得比较好的学科,在人才培养方面,只要遵循中医药学自身发展的规律,把中医理论知识的深厚积淀与临床经验的活用有机地结合起来,就能培养出优秀的中医临床人才。

百余年西学东渐,再加上当今市场经济价值取向的影响,使得一些中医师诊治疾病常以西药打头阵,中药作陪衬,不论病情是否需要,一概是中药加西药。更有甚者不切脉、不辨证,凡遇炎症均以解毒消炎处理,如此失去了中医理论对诊疗实践的指导,则不可能培养出合格的中医临床人才。对此,中医学界许多有识之士颇感忧虑而痛心疾首。中医中药人才的培养,从国家社会的需求出发,应该在多种模式、多个层面展开。当务之急是创造良好的育人环境。要倡导求真求异、学术民主的学风。国家中医药管理局设立了培育名医的研修项目,第一是参师襄诊,拜名师并制订好读书计划,因人因材施教,务求实效。论其共性,则需重视"悟性"的提高,医理与易理相通,重视易经相关理论的学习；还有文献学、逻辑学、生命科学原理与生物信息学等知识的学习运用。"悟性"主要体现在联系临床，提高思辨能力，破解疑难病例，获取疗效。再者是熟读一本临证案头书，研修项目精选的书目可以任选，作为读经典医籍研修晋级保底的基本功。第二是诊疗环境，我建议城市与乡村、医院与诊所、病房与门诊可以兼顾，总以多临证、多研讨为主。若参师三五位以上，年诊千例以上，必有上乘学问。第三是求真务实，"读经典做临床"关键在"做"字上苦下功夫，敢于置疑而后验证、诠释，进而创新，诠证创新自然寓于继承之中。

中医治学当溯本求源，古为今用，继承是基础，创新是归宿，认真继承中医经典理论与临床诊疗经验，做到中医不能丢，进而才是中医现代化的实施。厚积薄发、厚今薄古为治学常理。所谓勤求古训、融会新知，即是运用科学的临床思维方法，将理论与实践紧密联系，以显著的疗效，诠释、求证前贤的理论，于继承之中求创新发展，从理论层面阐发古人前贤之未备，以推进中医学科的进步。

综观古往今来贤哲名医，均是熟谙经典、勤于临证、发皇古义、创立新说者。通常所言的"学术思想"应是高层次的成就，是锲而不舍长期坚持"读经典做临床",并且,在取得若干鲜活的诊疗经验基础上,应是学术闪光点凝聚提炼出的精华。笔者以弘扬中医学学科的学术思想为己任,绝不敢言自己有什么学术思想,因为学术思想一定要具备创新思维与创新成果,当然是在以继承为基础上的创新;学术思想必有理论内涵指导临床实践,能提高防治水平;再者,学术思想不应是一病一证一法一方的诊治经验与心得体会。如金元大家刘完素著有《素问病机气宜保命集》,自述"法之与术,悉出《内经》之玄机",于刻苦钻研运气学说之后,倡"六气皆从火化",阐发火热症证脉治,创立脏腑六气病机、玄府气液理论。其学术思想至今仍能指导温热、瘟疫的防治。严重急性呼吸综合征(SARS)流行时,运用玄府气液理论分析证候病机,确立治则治法,遣药组方获取疗效,应对突发公共卫生事件,造福群众。毋庸置疑,刘完素是"读经典做临床"的楷模,而学习历史,凡成中医大家名师者基本如此,即使当今名医具有卓越学术思想者,亦无例外。因为经典医籍所提供的科学原理至今仍是维护健康、防治疾病的准则,至今仍葆其青春,因此"读经典做临床"具有重要的现实意义。

值得指出,培养临床中坚骨干人才,造就学科领军人物是当务之急。在需要强化"读经典做临床"的同时,以唯物主义史观学习易理易道易图,与文、史、哲、逻辑学交叉渗透融合,提高"悟性",指导诊疗工作。面对新世纪,东学西渐是另一股潮流,国外学者研究老聃、孔丘、朱熹、沈括之学,以应对技术高速发展与理论相对滞后的矛盾日趋突出的现状。譬如老聃是中国宇宙论的开拓者,惠施则注重宇宙中一般事物的观察。他解释宇宙为总包一切之"大一"与极微无内之"小一"构成,大而无外小而无内,大一寓有小一,小一中又涵有大一,两者相兼容而为用。如此见解不仅对中医学术研究具有指导作用,对宏观生物学与分子生物学的连接,纳入到系统复杂科学的领域至关重要。近日有学者撰文讨论自我感受的主观症状对医学的贡献和医师参照的意义;有学者从分子水平寻求直接调节整体功能的物质,而突破靶细胞的发病机制;有医生运用助阳化气、通利小便的方药同时改善胃肠症状,治疗幽门螺杆菌引起的胃炎;还有医生使用中成药治疗老年良性前列腺增生,运用非线性方法,优化观察指标,不把增生前列腺的直径作为唯一的"金"指标,用综合量表评价疗效而获得认许,这就是中医的思维,要坚定地走中国人自己的路。

　　人民卫生出版社为了落实国家中医药管理局设立的培育名医的研修项目,先从研修项目中精选20

种古典医籍予以出版,余下 50 余种陆续刊行,为我们学习提供了便利条件,只要我们"博学之,审问之,慎思之,明辨之,笃行之",就会学有所得、学有所长、学有所进、学有所成。治经典之学要落脚临床,实实在在去"做",切忌坐而论道,应端正学风,尊重参师,教学相长,使自己成为中医界骨干人才。名医不是自封的,需要同行认可,而社会认可更为重要。让我们互相勉励,为中国中医名医战略实施取得实效多做有益的工作。

王永炎

2005 年 7 月 5 日

导　读

　　《金匮要略》是我国东汉著名医学家张仲景所著《伤寒杂病论》的杂病部分,也是我国现存最早的一部论述诊治杂病的专书。由于本书在理论和临床实践上都具有很高的指导意义和实用价值,对于后世临床医学的发展有着重大的贡献和深远的影响,所以,被古今医家赞誉为方书之祖、医方之经,治疗杂病的典范。学习《金匮要略》,对于拓宽临床思路,提高综合分析和诊治疑难病证的能力有着独特的作用。

一、《金匮要略》与作者

　　《金匮要略》原书名为《金匮要略方论》,其书名寓意深刻。"金匮"谓藏放古代帝王的圣训和实录之处,"要略"指重要的韬略,方论乃有方有论,以方言治,以论言理。《金匮要略方论》意指该书是论述杂病证治要领极为珍贵的典籍。

　　张机,字仲景,东汉南郡涅阳(今河南邓县)人。

约生于汉桓帝元嘉二年，即公元 152 年，卒于建安二十四年，即公元 219 年。自幼聪敏好学，曾官至长沙太守。久慕名医之术，始从学于同郡名医张伯祖，尽得其传，并青出于蓝而胜于蓝，公元 205 年左右完成了确立中医学辨证论治理论体系的重要著作——《伤寒杂病论》十六卷。

《伤寒杂病论》问世后因战乱而散失。西晋王叔和经过广泛搜集，将原书伤寒部分编成《伤寒论》十卷，而未见到杂病部分。到北宋仁宗时一位叫王洙的翰林学士在馆阁残旧书籍里发现了一部《伤寒杂病论》的节略本，叫做《金匮玉函要略方》，一共有三卷。上卷讲伤寒病，中卷讲杂病，下卷记载方剂及妇科病的治疗。迨至神宗熙宁时，国家召集林亿等人对此节略本进行校订。因为《伤寒论》已有比较完整的王叔和编次的单行本，于是就把上卷删去而只保留中、下卷。为了临床方便，又把下卷的方剂部分，分别列在各种证候之下，仍编为上、中、下三卷。此外，还采集各家方书中转载仲景治疗杂病的医方及后世一些医家的良方，分类附在每篇之末，题书名为《金匮要略方论》。后人又将《金匮要略方论》简称为《金匮要略》或《金匮》。

二、主要学术特点及对临床的指导意义

（一）病证结合,辨证施治

原著以整体观念为指导思想、脏腑经络为理论依据,运用四诊八纲,建立了以病为纲、病证结合、辨证论治的杂病诊疗体系。首先,原著以病分篇的编写体例,确立了病名诊断在杂病中的纲领地位。其次,原著各篇篇名均冠以"病脉证治",则进一步示人病与证相结合、脉与证合参、辨证和施治紧密结合的重要意义。例如湿病,原著首先指明风湿病基本症状是"一身尽疼痛",正确的汗法是"微微似欲出汗者,风湿俱去也"。接着分别论述湿病表实证用麻黄加术汤,风湿表虚证用防己黄芪汤,风湿化热证用麻黄杏仁薏苡甘草汤,阳虚风湿在表证用桂枝附子汤,风湿并重表里阳虚证用甘草附子汤。使辨病与辨证论治有机地结合起来。

针对证候而治是原著诊治疾病的基本原则。同病异治和异病同治是这一原则的基本体现。同一种疾病,由于人体体质或病机上的差异,以及病位的不同,治法就有不同。例如,同为水肿病,腰以上肿者,当发其汗;腰以下肿者,当利小便。发汗散水者,有越婢汤以治风水之例;利尿行水者,有防己茯苓汤以治皮水之例。反之,有时多种不同的疾病,但由于病因病机或病位相同,症状虽异,治法则同。例如,原著用肾气丸者有五:一是《中风历节病脉证并治第五》篇用治脚气上入,少腹不仁;二是《血痹虚劳病脉证并治第六》篇用治虚劳腰痛,少腹拘急,小便不利;三是《痰饮咳嗽病脉证并治第十二》篇用治短气有微饮,当从小便去者;四是《消渴小便不利淋病脉证并治第十三》篇用治男子消渴,小便反多,以饮一斗,小便一斗者;五是《妇人杂病脉证并治第二十二》篇用治妇人烦热不得卧,但饮食如故之转胞不得溺者。以上五病,虽症状不同,但病机皆属于肾阳亏虚,气化功能减退,故均可用肾气丸温肾化气治疗。

(二)重视整体,脏腑经络为辨证的核心

原著是以整体观念为指导思想、脏腑经络为理论依据来论述疾病的发生、发展变化以及诊断、预防和治疗的。因此,重视整体,注重脏腑经络变化,把脏腑经络作为辨证的核心是其基本论点之一。这一主要精神充分地体现在《脏腑经络先后病脉证第一》篇。例如,在病因上,以脏腑经络分内外,提出"千般疢难,不越三条"的病因分类方法;在发病与病理传变上,从整体观念出发,根据正与邪、人体内部各脏腑间的相互关

系,提出"五脏元真通畅,人即安和",以及"见肝之病,知肝传脾"等有关发病和病理传变的理论;在诊断上,通过四诊举例,结合八纲,把疾病的各种临床表现,具体地落实到脏腑经络的病变上。这一主要精神还贯穿于全书各篇,在具体病证上也得到体现。例如,《中风历节病脉证并治第五》篇,以在络、在经、入腑、入脏对中风病进行辨证;《水气病脉证并治第十四》篇,根据水肿形成的内脏根源及其证候,而有心水、肝水、脾水、肺水、肾水之分。这些都启示学者对于杂病应该注重脏腑经络的病机变化,并据此指导临床辨证。

(三)据脉论理

脉象可以反映脏腑经络的病理变化以及疾病的吉凶顺逆。原著篇名大多冠以"××病脉证并治",这就提示临床诊治疾病要脉证合参、证不离脉。原著论述脉象条文 145 条,占全书条文的 1/3 以上,诊脉部位除采用寸口诊法外,还有趺阳诊法和少阴诊法,故后世有"杂病重脉,时病重苔"之说。

原著根据脉象广泛用来诊断疾病、推测病因、确定病位、阐述病机、指导治疗、判断预后等。如《血痹虚劳病脉证并治第六》篇"……阳微阴弦,即胸痹而痛",用"微"与"弦"说明胸痹之胸阳不足、阴邪乘袭的病因病机。《脏腑经络先后病脉证第一》篇"病人脉浮在前,其病在表;脉浮在后,其病在里",以脉象确定病位之浅深。《黄疸病脉证并治第十五》篇"酒黄疸者……其脉浮者先吐之,沉弦者先下之",以脉象来指导治疗。《水气病脉证并治第十四》篇"脉得诸沉,当责有水,身体肿重,水病脉出者死",以脉证参合,判断预后。这些都可以看出据脉论理是原著的一大特色。

(四)治未病

人体脏腑经络相互关联,某一脏腑病变可传至另一脏腑。《素问·玉机真藏论》说:"五脏相通,移皆有次,五脏有病,各传其所胜。"原著则在此基础上提出了"见肝之病,知肝传脾,当先实脾"的治未病方法。提示临床医生对于疾病应根据其传变规律,预先采取措施,防止疾病的传变,阻止病位的扩大蔓延。这在临床上是很有指导价值的。另外,原著还倡导早治防变的治疗思想,即要求医生在疾病的初期阶段就及时治疗,防止疾病的深入传变。例如,《脏腑经络先后病脉证第一》篇:"适中经络,未流传脏腑,即医治之;四肢才觉重滞,即导引、吐纳、针灸、膏摩,勿令九窍闭塞"。与此同时,原著还十分重视养生防病,强调"若人能养慎","若五脏元真通畅",则正气旺盛,可防止疾病的发生。

（五）载方 205 首,临床应用广泛

原著前二十二篇共 398 条原文,载方 205 首,足见其数量之多。这些经方若按目前方剂学分类,大致可归纳为 18 类。解表剂如桂枝汤;涌吐剂如瓜蒂散;泻下剂如大承气汤、小承气汤、大黄附子汤、麻子仁丸;和解剂如小柴胡汤;表里双解剂如大柴胡汤、厚朴七物汤、乌头桂枝汤;温里回阳剂如大乌头煎、通脉四逆汤;清热泻火剂如泻心汤、白头翁汤;消痰化积剂如枳术汤、鳖甲煎丸;补益剂如当归生姜羊肉汤;理气剂如半夏厚朴汤、枳实薤白桂枝汤;理血剂如大黄䗪虫丸、桂枝茯苓丸、温经汤、黄土汤、柏叶汤;祛湿剂如茵陈蒿汤、苓桂术甘汤、防己黄芪汤、桂枝芍药知母汤、麻杏苡甘汤;润燥剂如麦门冬汤;祛痰剂如皂荚丸、苓甘五味姜辛汤;驱虫剂如乌梅丸;疮痈剂如大黄牡丹汤等,内容十分丰富,为方剂学的发展奠定了基础。

这些经方临床应用极为广泛。如胸痹心痛可用瓜蒌薤白白酒汤,肺痿可用甘草干姜汤,肺痈可用葶苈大枣泻肺汤,肝着用旋覆花汤,脾约用麻子仁丸,肾着用甘姜苓术汤,胃反可用大半夏汤,肠痈可用大黄牡丹汤,膀胱气化受阻的小便不利可用五苓散,气分病用桂枝去芍药加麻黄细辛附子汤,血痹用黄芪桂枝

五物汤,水逆也可用五苓散,蛔虫可用乌梅丸。外科的金疮可用王不留行散,皮肤科的浸淫疮用黄连粉。妇人妊娠恶阻用干姜人参半夏丸、产后郁冒用小柴胡汤,梅核气用半夏厚朴汤,脏躁用甘麦大枣汤。这些都说明临床各科疾病都可以应用原著的方剂。

(六)组方严谨精练,化裁灵活

原著方剂的药物组成具有组方严谨精练的特点。如治百合病的百合地黄汤药仅两味,百合甘寒,清气分之热;地黄汁甘润,泄血分之热。主辅相合,药力精专。又如治胃反的大半夏汤,药共三味,重用半夏之辛以降逆止呕为君,佐以人参温气而补中,使以白蜜甘味入脾,三药相合起到降逆和胃、补虚润燥的作用。药味精练,配伍严谨,可见一斑。在组方用药时,原著既重视发挥单味药的功能,更注意药物经过配伍后的协同作用。例如,桂枝一药,配伍应用于不同方剂中,可以从多方面发挥其效能。如桂枝汤、黄芪桂枝五物汤,用以调和营卫;枳实薤白桂枝汤、炙甘草汤,用以宣通阳气;五苓散、苓桂术甘汤,用以温化水饮;桂枝加桂汤、桂苓五味甘草汤,用以下气降逆;小建中汤、黄芪建中汤,用以健运中气;乌头桂枝汤,用以散寒止痛;桂枝茯苓丸、温经汤,用以散结行瘀。此外,原著的方剂常在大队热药中,佐一味寒药;或在大剂凉药中伍以少量的热药起到相反相成的作用。如桂枝芍药知母汤在用附子、桂枝、生姜等多味温药的同时,佐以一味苦寒的知母;半夏泻心汤在用黄芩、黄连苦寒药的同时,又配以辛温的干姜,均属于这种情况。

原著遣方用药,加减变化,极为灵活。例如,治疗胸痹病,用瓜蒌薤白白酒汤;如因水饮上逆而症见不得卧者,则加半夏以降水饮,此为瓜蒌薤白半夏汤;再如"胸满,胁下逆抢心",则加枳实、厚朴、桂枝,以降胸中胁下之气,此为瓜蒌薤白桂枝汤。此外,原著对于药物分量的加减,也是很讲究的,如桂枝加桂汤的加重桂枝;小建中汤的倍用芍药;通脉四逆汤的重用干姜;厚朴三物汤之重用厚朴等,体现了方剂的命名,亦含有辨证论治、据证用药的意义。

(七)重视药物专用与药物炮制、煎煮方法

原著重视单味药独特的作用。例如,用苦参之杀虫除湿热以治狐惑病阴部蚀烂;用常山或蜀漆以疗疟疾;用百合以治百合病;用茵陈、大黄以利胆退黄;用黄连泻火解毒以疗浸淫疮;用鸡矢白散以治转筋入腹等,均寓有专病当用专药的意义。又如喘加麻黄,胃中不和加芍药,气上冲加桂枝,下有陈寒者加细辛等,既

反映了仲景用药的规律,又体现了药有专用的特点。

原著还非常注重药物的炮制、煎煮方法。例如,附子用以回阳救逆者则生用,且须配以干姜;用以止痛者多炮用,不须伍干姜,故原著中附子多为炮用。又如发作性的疝痛,或历节疼痛不可屈伸,则用乌头,因为乌头止痛作用较附子更强,但须与白蜜同用,既能缓和乌头的毒性,且可延长药效。又如用甘草干姜汤治虚寒肺痿,方中干姜炮用,辛开而兼苦降,开后世温上制下法之先例。再如茵陈蒿汤的煎药法,先煮茵陈,后入大黄、栀子,因为,后入大黄、栀子,可以峻攻其热,久煮茵陈,则可缓出其热中之湿。这些方法,都是实践经验的积累,是行之有效的。

三、如何学习应用《金匮要略》

(一)打好古文基本功,注意文法特点

原著条文文辞古奥,言简意赅,不具备一定的古文基础,很难读通,更谈不上深入理解。因此,首先应通过阅读《古代汉语》等,提高自己的古文阅读能力。其次要注意原著的文法特点。原著中有许多省笔、倒装等方法,必须分清,才能正确理解条文内容。

所谓省笔文法，即条文中的某些语词省略，必须从下文中发现上文内容。例如，《黄疸病脉证并治第十五》篇"阳明病，脉迟者，食难用饱，饱则发烦头眩，小便必难，此欲作谷疸。虽下之，腹满如故，所以然者，脉迟故也"。由此可知，"食难用饱"句下，当有"腹满"的症状，不然就不会有"虽下之，腹满如故"的记载。

所谓倒装文法，是条文中某些句子倒装排列。如《水气病脉证并治第十四》篇里说："里水者，一身面目黄肿，其脉沉，小便不利，故令病水。假如小便自利，此亡津液，故令渴也，越婢加术汤主之。"这里的"越婢加术汤"句，应接在"故令病水"句下读。如小便自利而渴，为亡津液的征象，则不宜此方，所以对这种文法应特别注意。

（二）方证互测，前后联系

原著文字简略，含义深刻，引人思考。这就提示我们不仅要从文字上理解，而且要前后联系，方证互测，领会其言外之意。

1. 以方测证

即从方药推测证候、症状。原著中很多条文叙述的证候不详而包括在所用的方药中，这叫做"寓证于方"。例如，《痰饮咳嗽病脉证并治第十二》篇说："夫短气有微饮,当从小便去之,苓桂术甘汤主之;肾气丸亦主之。"同一短气有微饮而方治何以有二?这又必须从方药中找出两方的主治病证:苓桂术甘汤为温化中阳而利小便之剂,以治脾阳不振,痰饮停留,上凌心肺,因而气机升降不利,症状除短气外,又有心悸、目眩、胸胁支满、小便不利;肾气丸为温化肾气而利小便之剂,以治肾阳衰微不能化水,除短气外,尚有少腹不仁、腰痛、小便不利之症。

2. 以证测方

即从病证推断其治疗方药。原著中也有很多叙述病证较详细而未出方治的,这必须从病证推测其方治。因为方治是包括在病证之中,这叫做"寓方于证"。如《水气病脉证并治第十四》篇说:"……病水,腹大,小便不利,其脉沉绝者,有水,可下之。"知其可用十枣汤类下其水。

3. 前后条文联系比较

对原著条文中的理解达到一定程度时,应以各篇的病证为单位,进行系统分析。对每一病证,找出病因、证候、辨证、治疗、预后等,这样才能对原文内容掌握得更完全,理解得更深刻。例如,《痰饮咳嗽病脉证并治第十二》篇说:"脉沉而弦者,悬饮内痛。""病悬饮者,十枣汤主之。"需与该篇"饮后水流在胁下,咳唾引痛,谓之悬饮"一条同读,才能更好地确定十枣汤之治悬饮的具体适应证。

(三)联系《伤寒论》

原著和《伤寒论》原为一书。据此,有些条文必须结合起来阅读,文义才易理解。如《消渴小便不利淋病脉证并治第十三》篇说:"脉浮,小便不利,微热消渴者,宜利小便发汗,五苓散主之。""脉浮,发热,渴欲饮水,小便不利者,猪苓汤主之。"这两条文字虽有不同,其所述证候,则均为"脉浮""发热""口渴""小便不利"四症。然在治疗上,前者使用五苓散发汗利小便,后者用猪苓汤育阴利小便。这就要联系《伤寒论》中太阳病篇的五苓散证和阳明病篇的猪苓汤证,加以理解,以区别两者在临床上的不同证候。

(四)抓住重点,结合临床,学以致用

学习《金匮要略》不仅仅是背诵原文,而应该掌握张仲景四诊合参诊断杂病的方法,尤其是据脉辨证的能力;应该掌握张仲景辨病与辨证相结合的思辨方法;应该掌握张仲景在整体观念指导下又面对临床实际灵活应对的辨证施治的规律与方法;应该掌握张仲景组方精练、化裁灵活的用药能力以及包括疾病护理

在内的驾驭疾病全过程的能力。

学习《金匮要略》应该从临床实际出发，领会其主要精神实质，不必死抠字眼，如《惊悸吐衄下血胸满瘀血病脉证治第十六》篇说："从春至夏衄者太阳，从秋至冬衄者阳明。"按文字表面解释，似乎说春夏衄血，皆在太阳；秋冬衄血，皆在阳明。但临床并非如此，应该理解为该条文主要在说明衄血是由于血热上腾的道理，若患阳明里热证，更容易衄血了。这样，理论和临床都能相合。

学习《金匮要略》更应该学以致用，例如《金匮要略》中的狐惑病与西医学口、眼、生殖器溃疡的白塞综合征很相似，只要证候相符就可以试用甘草泻心汤进行治疗。又如《金匮要略》中的阴阳毒，临床上与西医学某些系统性红斑狼疮、血小板减少性紫癜也有相同的地方，若证候相合，同样可以运用升麻鳖甲汤进行治疗。只要掌握原著要旨，联系临床大胆实践，一定能够提高临床治疗效果，并且又能够进一步加深对《金匮要略》的理解，这样我们就达到了学习《金匮要略》的目的。

何　任　何若苹

2005 年 3 月

整理说明

1. 本书以邓珍本仿宋刻本《金匮要略》为底本、以赵开美本为主校本进行整理。

2. 本书采用简体汉字,原著中出现的通假字、异体字、古今字以及不规范的字,在本书中也一律改为规范的简体字,但以病名出现的通假字一般不作修改,如"卒厥",不作"猝厥"。

3. 药物名称力求统一,凡书中出现的不规范的药物名称,进行规范统一,如"旋复花"一律改为"旋覆花"、"黄耆"一律改为"黄芪"。

4. 书后附有方剂索引,便于检索。

金匮要略方论序

张仲景为《伤寒杂病论》，合十六卷，今世但传《伤寒论》十卷，杂病未见其书，或于诸家方中载其一二矣。翰林学士王洙在馆阁日，于蠹简中得仲景《金匮玉函要略方》三卷，上则辨伤寒，中则论杂病，下则载其方，并疗妇人。乃录而传之士流，才数家耳。尝以对方证对者，施之于人，其效若神。然而或有证而无方，或有方而无证，救疾治病，其有未备。国家诏儒臣校正医书，臣奇先校定《伤寒论》，次校定《金匮玉函经》。今又校成此书，仍以逐方次于证候之下，使仓卒之际，便于检用也。又采散在诸家之方，附于逐篇之末，以广其法。以其伤寒文多节略，故所自杂病以下，终于饮食禁忌，凡二十五篇，除重复，合二百六十二方，勒成上中下三卷，依旧名曰《金匮方论》。臣奇尝读《魏志·华佗传》云："出书一卷，曰，此书可以活人"。每观华佗凡所疗病，多尚奇怪，不合圣人之经。臣奇谓活人者必仲景之书也。

大哉炎农圣法，属我盛旦，恭惟主上，丕承大统，抚育元元,颁行方书,拯济疾苦,使和气盈溢而万物莫不尽和矣。

太子右赞善大夫臣高保衡
尚书都官员外郎臣孙奇
尚书司封郎中充秘阁校理臣林亿等
传上

目录

金匮要略方论

卷　上

尚书司封郎中充秘阁校理臣林亿等　诠次

晋·王叔和　集

汉·张仲景　述

卷上

脏腑经络先后病脉证第一
论十三首　脉证二条

问曰：上工治未病，何也？师曰：夫治未病者，见肝之病，知肝传脾，当先实脾。四季脾旺不受邪，即勿补之。中工不晓相传，见肝之病，不解实脾，惟治肝也。

夫肝之病，补用酸，助用焦苦，益用甘味之药调之。酸入肝，焦苦入心，甘入脾，脾能伤肾，肾气微弱，则水不行，水不行，则心火气盛，则伤肺；肺被伤，则金气不行，金气不行，则肝气盛，则肝自愈。此治肝补脾之要妙也。肝虚则用此法，实则不在用之。

经曰："虚虚实实，补不足，损有余"，是其义也。余脏准此。

夫人禀五常，因风气而生长，风气虽能生万物，亦能害万物，如水能浮舟，亦能覆舟。若五脏元真通畅，人即安和，客气邪风，中人多死。千般疢难，不越三条：一者，经络受邪，入脏腑，为内所因也；二者，四肢九窍，血脉相传，壅塞不通，为外皮肤所中也；三者，房室、金刃、虫兽所伤，以此详之，病由都尽。

若人能养慎，不令邪风干忤经络，适中经络，未流传脏腑,即医治之;四肢才觉重滞,即导引、吐纳、针灸、膏摩,勿令九窍闭塞;更能无犯王法,禽兽灾伤;房室勿令竭乏,服食节其冷热苦酸辛甘,不遗形体有衰,病则无由入其腠理。腠者,是三焦通会元真之处,为血气所注;理者,是皮肤脏腑之纹理也。

问曰:病人有气色现于面部,愿闻其说?师曰:鼻头色青,腹中痛,苦冷者死。一云腹中冷,苦痛者死。鼻头色微黑者,有水气。色黄者,胸上有寒;色白者,亡血也。设微赤,非时者,死;其目正圆者,痉,不治。又色青为痛,色黑为劳,色赤为风,色黄者便难,色鲜明者,有留饮。

师曰:病人语声寂然,喜惊呼者,骨节间病;语声喑喑然不彻者,心膈间病;语声啾啾然细而长者,头中病。一作痛。

师曰:息摇肩者,心中坚;息引胸中上气者,咳;息张口短气者,肺痿唾沫。

师曰:吸而微数,其病在中焦,实也,当下之即愈,虚者不治。在上焦者,其吸促;在下焦者,其吸远,此皆难治。呼吸动摇振振者,不治。

师曰:寸口脉动者,因其王时而动,假令肝王色青,四时各随其色。肝色青而反色白,非其时色脉,皆当病。

问曰：有未至而至，有至而不至，有至而不去，有至而太过，何谓也？师曰：冬至之后，甲子夜半少阳起，少阳之时阳始生，天得温和。以未得甲子，天因温和，此为未至而至也；以得甲子而天未温和，此为至而不至也；以得甲子而天大寒不解，此为至而不去也；以得甲子而天温如盛夏五、六月时，此为至而太过也。

师曰：病人脉浮者在前，其病在表；浮者在后，其病在里，腰痛背强不能行，必短气而极也。

问曰：经云："厥阳独行"，何谓也？师曰：此为有阳无阴，故称厥阳。

问曰：寸脉沉大而滑，沉则为实，滑则为气，实气相搏，血气入脏即死，入腑即愈，此为卒厥。何谓也？师曰：唇口青，身冷，为入脏即死；知身和，汗自出，为入腑，即愈。

问曰：脉脱入脏即死，入腑即愈，何谓也？师曰：非为一病，百病皆然。譬如浸淫疮，从口起流向四肢者，可治；从四肢流来入口者，不可治。病在外者可治，入里者即死。

问曰：阳病十八，何谓也？师曰：头痛，项、腰、脊、臂、脚掣痛。

阴病十八，何谓也？师曰：咳、上气、喘、哕、咽、肠鸣、胀满、心痛、拘急。五脏病各有十八，合为九十病。

人又有六微，微有十八病，合为一百八痛。五劳、七伤、六极、妇人三十六病不在其中。

清邪居上，浊邪居下，大邪中表，小邪中里，糵饪之邪，从口入者，宿食也。五邪中人，各有法度，风中于前，寒中于暮，湿伤于下，雾伤于上。风令脉浮，寒令脉急，雾伤皮腠，湿流关节，食伤脾胃，极寒伤经，极热伤络。

问曰：病有急当救里、救表者，何谓也？师曰：病，医下之，续得下利清谷不止，身体疼痛者，急当救里，后身体疼痛，清便自调者，急当救表也。

夫病痼疾，加以卒病，当先治其卒病，后乃治其痼疾也。

师曰：五脏病各有得者愈，五脏病各有所恶，各随其所不喜者为病。病者素不应食，而反暴思之，必发热也。

夫诸病在脏欲攻之，当随其所得而攻之。如渴者，与猪苓汤，余皆仿此。

痉湿暍病脉证治第二 暍 音谒。
论一首 脉证十二条 方十一首

太阳病，发热无汗，反恶寒者，名曰刚痉。

太阳病,发热汗出而不恶寒,名曰柔痉。

太阳病,发热,脉沉而细者,名曰痉,为难治。

太阳病,发汗太多,因致痉。

夫风病下之则痉,复发汗,必拘急。

疮家虽身疼痛,不可发汗,汗出则痉。

病者身热足寒,颈项强急,恶寒,时头热,面赤目赤,独头动摇,卒口噤,背反张者,痉病也。若发其汗者,寒湿相得,其表益虚,即恶寒甚。发其汗已,其脉如蛇。一云其脉浛。

暴腹胀大者,为欲解,脉如故,反伏弦者,痉。

夫痉脉,按之紧如弦,直上下行。一作筑筑而弦。

《脉经》云:痉家其脉伏坚,直上下。

痉病有灸疮,难治。

太阳病,其证备,身体强,几几然,脉反沉迟,此为痉,栝蒌桂枝汤主之。

栝蒌桂枝汤方

栝蒌根二两　桂枝三两　芍药三两　甘草二两　生姜三两　大枣十二枚

上六味,以水九升,煮取三升,分温三服,取微汗。汗不出,食顷,啜热粥发之。

太阳病,无汗而小便反少,气上冲胸,口噤不得语,欲作刚痉,葛根汤主之。

葛根汤方

葛根四两　麻黄三两,去节　桂枝二两,去皮　芍药二两　甘草二两,炙　生姜三两　大枣十二枚

上七味,㕮咀,以水七升,先煮麻黄、葛根,减二升,去沫,内诸药,煮取三升,去滓,温服一升,覆取微似汗,不须啜粥,余如桂枝汤法将息及禁忌。

痉为病,一本痉字上有刚字。胸满口噤,卧不着席,脚挛急,必齘齿,可与大承气汤。

大承气汤方

大黄四两,酒洗　厚朴半斤,炙,去皮　枳实五枚,炙　芒硝三合

上四味,以水一斗,先煮二物;取五升,去滓,内大黄,煮取二升;去滓,内芒硝,更上火微一、二沸,分温再服,得下止服。

太阳病,关节疼痛而烦,脉沉而细一作缓。者,此名湿痹。《玉函》云中湿。湿痹之候,小便不利,大便反快,但当利其小便。

湿家之为病,一身尽疼,一云疼烦。发热,身色如熏黄也。

湿家,其人但头汗出,背强,欲得被覆向火。若下之早则哕,或胸满,小便不利,一云利。舌上如胎者,以丹田有热,胸上有寒,渴欲得饮而不能饮,则口燥烦也。

湿家下之,额上汗出,微喘,小便利一云不利。者,死;若下利不止者亦死。

风湿相搏,一身尽疼痛,法当汗出而解,值天阴雨不止,医云此可发汗。汗之病不愈者,何也?盖发其汗,汗大出者,但风气去,湿气在,是故不愈也。若治风湿者,发其汗,但微微似欲出汗者,风湿俱去也。

湿家病身疼发热,面黄而喘,头痛鼻塞而烦,其脉大,自能饮食,腹中和无病,病在头中寒湿,故鼻塞,内药鼻中则愈。《脉经》云:病人喘,而无"湿家病"以下至"而喘"十三字。

湿家身烦疼,可与麻黄加术汤发其汗为宜,慎不可以火攻之。

麻黄加术汤方

麻黄三两,去节　桂枝二两,去皮　甘草二两,炙　杏仁七十个,去皮尖　白术四两

上五味,以水九升,先煮麻黄,减二升,去上沫,内诸药,煮取二升半,去滓,温服八合,覆取微似汗。

病者一身尽疼,发热,日晡所剧者,名风湿。此病伤于汗出当风,或久伤取冷所致也。可与麻黄杏仁薏苡甘草汤。

麻黄杏仁薏苡甘草汤方

麻黄去节,半两,汤泡　甘草一两,炙　薏苡仁半

两　杏仁十个,去皮尖,炒

上剉麻豆大,每服四钱匕,水盏半,煮八分,去滓,温服。有微汗,避风。

风湿,脉浮,身重,汗出,恶风者,防己黄芪汤主之。

防己黄芪汤方

防己一两　甘草半两,炒　白术七钱半　黄芪一两一分,去芦

上剉麻豆大,每抄五钱匕,生姜四片,大枣一枚,水盏半,煎八分,去滓,温服,良久再服。喘者,加麻黄半两;胃中不和者,加芍药三分;气上冲者,加桂枝三分;下有陈寒者,加细辛三分。服后当如虫行皮中,从腰下如冰,后坐被上,又以一被绕腰以下,温令微汗,瘥。

伤寒八九日,风湿相搏,身体疼烦,不能自转侧,不呕不渴,脉浮虚而涩者,桂枝附子汤主之。若大便坚,小便自利者,去桂加白术汤主之。

桂枝附子汤方

桂枝四两,去皮　生姜三两,切　附子三枚,炮,去皮,破八片　甘草二两,炙　大枣十二枚,擘

上五味,以水六升,煮取二升,去滓,分温三服。

白术附子汤方

白术二两　附子一枚半,炮,去皮　甘草一两,炙
生姜一两半,切　大枣六枚

上五味,以水三升,煮取一升,去滓,分温三服。一服觉身痹,半日许再服,三服都尽,其人如冒状,勿怪,即是术附并走皮中逐水气,未得除故耳。

风湿相搏,骨节疼烦,掣痛不得屈伸,近之则痛剧,汗出短气,小便不利,恶风不欲去衣,或身微肿者,甘草附子汤主之。

甘草附子汤方

甘草二两,炙　附子二枚,炮,去皮　白术二两　桂枝四两,去皮

上四味,以水六升,煮取三升,去滓,温服一升,日三服。初服得微汗则解,能食,汗出复烦者,服五合,恐一升多者,服六七合为妙。

太阳中暍,发热恶寒,身重而疼痛,其脉弦细芤迟。小便已,洒洒然毛耸,手足逆冷;小有劳,身即热,口开前板齿燥。若发其汗,则其恶寒甚;加温针,则发热甚;数下之,则淋甚。

太阳中热者,暍是也。汗出恶寒,身热而渴,白虎加人参汤主之。

白虎人参汤方

知母六两　石膏一斤,碎　甘草二两　粳米六合　人参三两

上五味,以水一斗,煮米熟汤成,去滓,温服一升,

日三服。

太阳中暍，身热疼重而脉微弱，此以夏月伤冷水，水行皮中所致也，一物瓜蒂汤主之。

一物瓜蒂汤方

瓜蒂二七个

上剉，以水一升，煮取五合，去滓，顿服。

百合狐惑阴阳毒病脉证治第三

论一首　证三条　方十二首

论曰：百合病者，百脉一宗，悉治其病也。意欲食复不能食，常默默，欲卧不能卧，欲行不能行，饮食或有美时，或有不用闻食臭时，如寒无寒，如热无热，口苦，小便赤，诸药不能治，得药则剧吐利，如有神灵者，身形如和，其脉微数。每尿时头痛者，六十日乃愈；若尿时头不痛，淅然者，四十日愈；若尿快然，但头眩者，二十日愈。其证或未病而预见，或病四五日而出，或病二十日，或一月微见者，各随证治之。

百合病发汗后者，百合知母汤主之。

百合知母汤方

百合七枚，擘　知母三两，切

上先以水洗百合，渍一宿，当白沫出，去其水，更以泉水二升,煎取一升,去滓;别以泉水二升煎知母,取一升,去滓,后合和煎,取一升五合,分温再服。

百合病下之后者,滑石代赭汤主之。

滑石代赭汤方

百合七枚,擘　滑石三两,碎,绵裹　代赭石如弹丸大,一枚,碎,绵裹

上先以水洗百合,渍一宿,当白沫出,去其水,更以泉水二升,煎取一升,去滓;别以泉水二升煎滑石、代赭,取一升,去滓;后合和重煎,取一升五合,分温服。

百合病吐之后者,百合鸡子汤主之。

百合鸡子汤方

百合七枚,擘　鸡子黄一枚

上先以水洗百合,渍一宿,当白沫出,去其水,更以泉水二升,煎取一升,去滓,内鸡子黄,搅匀,煎五合,温服。

百合病不经吐、下、发汗,病形如初者,百合地黄汤主之。

百合地黄汤方

百合七枚,擘　生地黄汁一升

上以水洗百合,渍一宿,当白沫出,去其水,更以泉水二升,煎取一升,去滓,内地黄汁,煎取一升五合,分温再服。中病,勿更服,大便当如漆。

百合病一月不解,变成渴者,百合洗方主之。

百合洗方

上以百合一升,以水一斗,渍之一宿,以洗身。洗已,食煮饼,勿以盐豉也。

百合病渴不差者,栝蒌牡蛎散主之。

栝蒌牡蛎散方

栝蒌根　牡蛎熬,等分

上为细末,饮服方寸匕,日三服。

百合病变发热者,一作发寒热。百合滑石散主之。

百合滑石散方

百合一两,炙　滑石三两

上为散,饮服方寸匕,日三服,当微利者,止服,热则除。

百合病见于阴者,以阳法救之;见于阳者,以阴法救之。见阳攻阴,复发其汗,此为逆,见阴攻阳,乃复下之,此亦为逆。

狐惑之为病,状如伤寒,默默欲眠,目不得闭,卧起不安,蚀于喉为惑,蚀于阴为狐,不欲饮食,恶闻食臭,其面目乍赤、乍黑、乍白。蚀于上部则声喝,一作嗄。甘草泻心汤主之。

甘草泻心汤方

甘草四两　黄芩　人参　干姜各三两　黄连一

两 大枣十二枚 半夏半升

上七味,水一斗,煮取六升,去滓,再煎,温服一升,日三服。

蚀于下部则咽干,苦参汤洗之。

苦参汤方

苦参一升

以水一斗,煎取七升,去滓,熏洗,日三服。

蚀于肛者,雄黄熏之。

雄黄

上一味为末,筒瓦二枚合之,烧,向肛熏之。

《脉经》云:病人或从呼吸上蚀其咽,或从下焦蚀其肛阴,蚀上为惑,蚀下为狐。狐惑病者,猪苓散主之。

病者脉数,无热,微烦,默默但欲卧,汗出,初得之三四日,目赤如鸠眼;七八日,目四眦一本此有黄字。黑。若能食者,脓已成也,赤豆当归散主之。

赤豆当归散方

赤小豆三升,浸令芽出,曝干 当归三两

上二味,杵为散,浆水服方寸匕,日三服。

阳毒之为病,面赤斑斑如锦纹,咽喉痛,唾脓血,五日可治,七日不可治,升麻鳖甲汤主之。

阴毒之为病,面目青,身痛如被杖,咽喉痛,五日可治,七日不可治,升麻鳖甲汤去雄黄蜀椒主之。

升麻鳖甲汤方

升麻二两　当归一两　蜀椒炒去汗,一两　甘草二两　鳖甲手指大一片,炙　雄黄半两,研

上六味,以水四升,煮取一升,顿服之,老小再服。取汗。

《肘后》《千金方》阳毒用升麻汤,无鳖甲有桂;阴毒用甘草汤,无雄黄。

疟病脉证并治第四

证二条　方六首

师曰:疟脉自弦,弦数者多热,弦迟者多寒,弦小紧者下之差,弦迟者可温之,弦紧者可发汗、针灸也。浮大者可吐之,弦数者风发也,以饮食消息止之。

病疟,以月一日发,当以十五日愈;设不差,当月尽解;如其不差,当如何?师曰:此结为癥瘕,名曰疟母,急治之下,宜鳖甲煎丸。

鳖甲煎丸方

鳖甲十二分,炙　乌扇三分,烧　黄芩三分　柴胡六分　鼠妇三分,熬　干姜三分　大黄三分　芍药五分　桂枝三分　葶苈一分　石韦三分,去毛　厚朴三分　牡丹五分,去心　瞿麦二分　紫葳三分　半夏

一分　人参一分　䗪虫五分,熬　阿胶三分,炙　蜂窠四分,熬赤消十二分　蜣蜋六分,熬　桃仁二分

上二十三味为末。取锻灶下灰一斗,清酒一斛五斗,浸灰,候酒尽一半,着鳖甲于中,煮令泛烂如胶漆,绞取汁,内诸药,煎为丸,如梧子大,空心服七丸,日三服。《千金方》用鳖甲十二片,又有海藻三分、大戟一分、䗪虫五分,无鼠妇、赤消二味,以鳖甲煎和诸药为丸。

师曰:阴气孤绝,阳气独发,则热而少气烦冤,手足热而欲呕,名曰瘅疟。若但热不寒者,邪气内藏于心,外舍分肉之间,令人消铄脱肉。

温疟者,其脉如平,身无寒但热,骨节疼烦,时呕,白虎加桂枝汤主之。

白虎加桂枝汤方

知母六两　甘草二两,炙　石膏一斤　粳米二合　桂枝去皮,三两

上剉,每五钱,水一盏半,煎至八分,去滓,温服,汗出愈。

疟多寒者,名曰牝疟,蜀漆散主之。

蜀漆散方

蜀漆洗去腥　云母烧二日夜　龙骨等分

上三味,杵为散,未发前,以浆水服半钱,温疟加蜀漆半分。临发时,服一钱匕。一方云母作云实。

附《外台秘要》方

牡蛎汤　治牡疟。

牡蛎四两,熬　麻黄四两,去节　甘草二两　蜀漆三两

上四味,以水八升,先煮蜀漆、麻黄,去上沫,得六升,内诸药,煮取二升,温服一升。若吐,则勿更服。

柴胡去半夏加栝蒌汤　治疟病发渴者,亦治劳疟。

柴胡八两　人参　黄芩　甘草各三两　栝蒌根四两　生姜二两　大枣十二枚

上七味,以水一斗二升,煮取六升,去滓,再煎取三升,温服一升,日二服。

柴胡桂姜汤　治疟寒多微有热,或但寒不热。服一剂如神。

柴胡半斤　桂枝三两,去皮　干姜二两　栝蒌根四两　黄芩三两　牡蛎三两,熬　甘草二两,炙

上七味,以水一斗二升,煮取六升,去滓,再煎服三升,温服一升,日三服。初服微烦,复服汗出,便愈。

中风历节病脉证并治第五

论一首　脉证三条　方十二首

夫风之为病,当半身不遂,或但臂不遂者,此为

痹。脉微而数,中风使然。

寸口脉浮而紧,紧则为寒,浮则为虚;寒虚相搏,邪在皮肤;浮者血虚,络脉空虚;贼邪不泻,或左或右;邪气反缓,正气即急,正气引邪,㖞僻不遂。

邪在于络,肌肤不仁;邪在于经,即重不胜;邪入于腑,即不识人;邪入于脏,舌即难言,口吐涎。

侯氏黑散　治大风,四肢烦重,心中恶寒不足者。《外台》治风癫。

菊花四十分　白术十分　细辛三分　茯苓三分　牡蛎三分　桔梗八分　防风十分　人参三分　矾石三分　黄芩三分　当归三分　干姜三分　芎劳三分　桂枝三分

上十四味,杵为散,酒服方寸匕,日一服,初服二十日,温酒调服,禁一切鱼肉大蒜,常宜冷食,六十日止,即药积在腹中不下也。热食即下矣,冷食自能助药力。

寸口脉迟而缓,迟则为寒,缓则为虚,营缓则为亡血,卫缓则为中风。邪气中经则身痒而瘾疹,心气不足,邪气入中,则胸满而短气。

风引汤　除热癫痫。

大黄　干姜　龙骨各四两　桂枝三两　甘草　牡蛎各二两　寒水石　滑石　赤石脂　白石脂　紫

石英　石膏各六两

上十二味,杵,粗筛;以韦囊盛之,取三指撮,井花水三升,煮三沸,温服一升。治大人风引,少小惊痫瘛疭,日数十发,医所不疗,除热方。巢氏云:脚气宜风引汤。

防己地黄汤　治病如狂状,妄行,独语不休,无寒热,其脉浮。

防己一分　桂枝三分　防风三分　甘草二分

上四味,以酒一杯,渍之一宿,绞取汁。生地黄二斤,㕮咀,蒸之如斗米饭久,以铜器盛其汁,更绞地黄汁,和分再服。

头风摩散方

大附子一枚,炮　盐等分

上二味,为散,沐了,以方寸匕,已摩疢上,令药力行。

寸口脉沉而弱,沉即主骨,弱即主筋,沉即为肾,弱即为肝。汗出入水中,如水伤心,历节黄汗出,故曰历节。

趺阳脉浮而滑,滑则谷气实,浮则汗自出。

少阴脉浮而弱,弱则血不足,浮则为风,风血相搏,即疼痛如掣。盛人脉涩小,短气,自汗出,历节疼,不可屈伸,此皆饮酒汗出当风所致。

诸肢节疼痛,身体魁羸,脚肿如脱,头眩短气,温温欲吐,桂枝芍药知母汤主之。

桂枝芍药知母汤方

桂枝四两　芍药三两　甘草二两　麻黄二两　生姜五两　白术五两　知母四两　防风四两　附子二两,炮

上九味,以水七升,煮取二升,温服七合,日三服。

味酸则伤筋,筋伤则缓,名曰泄。咸则伤骨,骨伤则痿,名曰枯。枯泄相搏,名曰断泄。荣气不通,卫不独行,荣卫俱微,三焦无所御,四属断绝,身体羸瘦,独足肿大,黄汗出,胫冷。假令发热,便为历节也。

病历节,不可屈伸,疼痛,乌头汤主之。

乌头汤方　治脚气疼痛,不可屈伸。

麻黄　芍药　黄芪各三两　甘草三两,炙　川乌五枚,㕮咀,以蜜二升,煎取一升,即出乌头

上五味,㕮咀四味,以水三升,煮取一升,去滓,内蜜煎中更煎之,服七合。不知,尽服之。

矾石汤　治脚气冲心。

矾石二两

上一味,以浆水一斗五升,煎三五沸,浸脚良。

附　方

《古今录验》续命汤　治中风痱,身体不能自收,

口不能言,冒昧不知痛处,或拘急不得转侧。姚云:与大续命同,兼治妇人产后去血者,及老人、小儿。

麻黄 桂枝 当归 人参 石膏 干姜 甘草各三两 芎䓖一两 杏仁四十枚

上九味,以水一斗,煮取四升,温服一升,当小汗。薄覆脊,凭几坐,汗出则愈,不汗更服。无所禁,勿当风。并治但伏不得卧,咳逆上气,面目浮肿。

《千金》三黄汤 治中风,手足拘急,百节疼痛,烦热心乱,恶寒,经日不欲饮食。

麻黄五分 独活四分 细辛二分 黄芪二分 黄芩三分

上五味,以水六升,煮取二升,分温三服,一服小汗,二服大汗。心热加大黄二分,腹满加枳实一枚,气逆加人参三分,悸加牡蛎三分,渴加栝蒌根三分,先有寒加附子一枚。

《近效方》术附子汤 治风虚头重眩,苦极,不知食味,暖肌补中,益精气。

白术二两 附子一枚半,炮,去皮 甘草一两,炙

上三味,剉,每五钱匕,姜五片,枣一枚,水盏半,煎七分,去滓,温服。

崔氏八味丸 治脚气上入,少腹不仁。

干地黄八两 山茱萸 薯蓣各四两 泽泻

茯苓　牡丹皮各三两　桂枝　附子炮,各一两

上八味,末之,炼蜜和丸梧子大。酒下十五丸,日再服。

《千金方》越婢加术汤　治肉极热,则身体津脱,腠理开,汗大泄,厉风气,下焦脚弱。

麻黄六两　石膏半斤　生姜三两　甘草二两　白术四两　大枣十五枚

上六味,以水六升,先煮麻黄,去上沫,内诸药,煮取三升,分温三服。恶风加附子一枚,炮。

血痹虚劳病脉证并治第六

论一首　脉证九条　方九首

问曰:血痹病从何得之?师曰:夫尊荣人骨弱肌肤盛,重因疲劳汗出,卧不时动摇,加被微风,遂得之。但以脉自微涩,在寸口、关上小紧,宜针引阳气,令脉和紧去则愈。

血痹阴阳俱微,寸口关上微,尺中小紧,外证身体不仁,如风痹状,黄芪桂枝五物汤主之。

黄芪桂枝五物汤方

黄芪三两　芍药三两　桂枝三两　生姜六两　大枣十二枚

上五味,以水六升,煮取二升,温服七合,日三服。一方有人参。

夫男子平人,脉大为劳,极虚亦为劳。

男子面色薄者,主渴及亡血,猝喘悸,脉浮者,里虚也。

男子脉虚沉弦,无寒热,短气里急,小便不利,面色白,时目瞑,兼衄,少腹满,此为劳使之然。

劳之为病,其脉浮大,手足烦,春夏剧,秋冬瘥,阴寒精自出,酸削不能行。

男子脉浮弱而涩,为无子,精气清冷。一作冷。

夫失精家少腹弦急,阴头寒,目眩,一作目眶痛。发落,脉极虚芤迟,为清谷,亡血,失精。脉得诸芤动微紧,男子失精,女子梦交,桂枝加龙骨牡蛎汤主之。

桂枝加龙骨牡蛎汤方 《小品》云:虚羸浮热汗出者除桂,加白薇、附子各三分,故曰二加龙骨汤。

桂枝 芍药 生姜各三两 甘草二两 大枣十二枚 龙骨 牡蛎各三两

上七味,以水七升,煮取三升,分温三服。

天雄散方

天雄三两,炮 白术八两 桂枝六两 龙骨三两

上四味,杵为散,酒服半钱匕,日三服,不知,稍

增之。

男子平人,脉虚弱细微者,善盗汗也。

人年五六十,其病脉大者,痹夹背行,苦肠鸣,马刀侠瘿者,皆为劳得之。

脉沉小迟,名脱气,其人疾行则喘喝,手足逆寒,腹满,甚则溏泄,食不消化也。

脉弦而大,弦则为减,大则为芤,减则为寒,芤则为虚,虚寒相搏,此名为革。妇人则半产漏下,男子则亡血失精。

虚劳里急,悸,衄,腹中痛,梦失精,四肢酸疼,手足烦热,咽干口燥,小建中汤主之。

小建中汤方

桂枝三两,去皮　甘草三两,炙　大枣十二枚　芍药六两　生姜二两　胶饴一升

上六味,以水七升,煮取三升,去渣,内胶饴,更上微火消解,温服一升,日三服。呕家不可用建中汤,以甜故也。

《千金》疗男女因积冷气滞,或大病后不复常,苦四肢沉重,骨肉酸疼,吸吸少气,行动喘乏,胸满气急,腰背强痛,心中虚悸,咽干唇燥,面体少色,或饮食无味,胁肋腹胀,头重不举,多卧少起,甚者积年,轻者百日,渐至瘦弱,五脏气竭,则难可复常,六脉俱不足,虚寒乏气,少腹拘急,羸瘠百病,名曰

黄芪建中汤,又有人参二两。

虚劳里急,诸不足,黄芪建中汤主之。于小建中汤加黄芪一两半,余依上法。气短胸满者加生姜;腹满者去枣,加茯苓一两半;及疗肺虚损不足,补气加半夏三两。

虚劳腰痛,少腹拘急,小便不利者,八味肾气丸主之。方见脚气中。

虚劳诸不足,风气百疾,薯蓣丸主之。

薯蓣丸方

薯蓣三十分　当归　桂枝　曲　干地黄　豆黄卷各十分　甘草二十八分　人参七分　芎䓖　芍药　白术　麦门冬　杏仁各六分　柴胡　桔梗　茯苓各五分　阿胶七分　干姜三分　白敛二分　防风六分　大枣百枚,为膏

上二十一味,末之,炼蜜和丸,如弹子大,空腹酒服一丸,一百丸为剂。

虚劳虚烦不得眠,酸枣仁汤主之。

酸枣仁汤方

酸枣仁二升　甘草一两　知母二两　茯苓二两　芎䓖二两《深师》有生姜二两

上五味,以水八升,煮酸枣仁,得六升,内诸药,煮取三升,分温三服。

五劳虚极羸瘦,腹满不能饮食,食伤、忧伤、饮伤、

房室伤、饥伤、劳伤，经络营卫气伤，内有干血，肌肤甲错，两目黯黑。缓中补虚，大黄䗪虫丸主之。

大黄䗪虫丸方

大黄十分，蒸　黄芩二两　甘草三两　桃仁一升　杏仁一升　芍药四两　干地黄十两　干漆一两　虻虫一升　水蛭百枚　蛴螬一升　䗪虫半升

上十二味，末之，炼蜜和丸小豆大，酒饮服五丸，日三服。

附　方

《千金翼》炙甘草汤一云复脉汤。治虚劳不足，汗出而闷，脉结悸，行动如常，不出百日，危急者十一日死。

甘草四两，炙　桂枝　生姜各三两　麦门冬半升　麻仁半升　人参　阿胶各二两　大枣三十枚　生地黄一升

上九味，以酒七升，水八升，先煮八味，取三升，去滓，内胶消尽，温服一升，日三服。

《肘后》獭肝散　治冷劳，又主鬼疰一门相染。

獭肝一具，炙干末之，水服方寸匕，日三服。

肺痿肺痈咳嗽上气病脉证治第七

论三首　脉证四条　方十六首

问曰：热在上焦者，因咳为肺痿。肺痿之病，从何得之？师曰：或从汗出，或从呕吐，或从消渴，小便利数，或从便难，又被快药下利，重亡津液，故得之。曰：寸口脉数，其人咳，口中反有浊唾涎沫者何？师曰：为肺痿之病。若口中辟辟燥，咳即胸中隐隐痛，脉反滑数，此为肺痈，咳唾脓血。脉数虚者为肺痿，数实者为肺痈。

问曰：病咳逆，脉之何以知此为肺痈？当有脓血，吐之则死，其脉何类？师曰：寸口脉微而数，微则为风，数则为热，微则汗出，数则恶寒。风中于卫，呼气不入；热过于荣，吸而不出。风伤皮毛，热伤血脉，风舍于肺，其人则咳，口干喘满，咽燥不渴，时唾浊沫，时时振寒。热之所过，血为之凝滞，蓄结痈脓，吐如米粥。始萌可救，脓成则死。

上气面浮肿，肩息，其脉浮大，不治，又加利尤甚。

上气喘而躁者，属肺胀，欲作风水，发汗则愈。

肺痿吐涎沫而不咳者，其人不渴，必遗尿，小便数，所以然者，以上虚不能制下故也。此为肺中冷，必眩，多涎唾，甘草干姜汤以温之。若服汤已渴者，属消渴。

甘草干姜汤方

甘草四两,炙　干姜二两,炮

上㕮咀,以水三升,煮取一升五合,去滓,分温再服。

咳而上气,喉中水鸡声,射干麻黄汤主之。

射干麻黄汤方

射干十三枚,一法三两　麻黄四两　生姜四两　细辛　紫菀　款冬花各三两　五味子半升　大枣七枚　半夏大者,洗,八枚,一法半升

上九味,以水一斗二升,先煮麻黄两沸,去上沫,内诸药,煮取三升,分温三服。

咳逆上气,时时吐唾浊,但坐不得眠,皂荚丸主之。

皂荚丸方

皂荚八两,刮去皮,用酥炙

上一味,末之,蜜丸梧子大,以枣膏和汤服三丸,日三夜一服。

咳而脉浮者,厚朴麻黄汤主之。

厚朴麻黄汤方

厚朴五两　麻黄四两　石膏如鸡子大　杏仁半升　半夏半升　干姜二两　细辛二两　小麦一升　五味子半升

上九味,以水一斗二升,先煮小麦熟,去滓,内诸

药,煮取三升,温服一升,日三服。

脉沉者,泽漆汤主之。

泽漆汤方

半夏半斤　紫参五两,一作紫菀　泽漆三斤,以东流水五斗,煮取一斗五升　生姜五两　白前五两　甘草　黄芩　人参　桂枝各三两

上九味,㕮咀,内泽漆汁中,煮取五升,温服五合,至夜尽。

大逆上气,咽喉不利,止逆下气者,麦门冬汤主之。

麦门冬汤方

麦门冬七升　半夏一升　人参二两　甘草二两　粳米三合　大枣十二枚

上六味,以水一斗二升,煮取六升,温服一升,日三夜一服。

肺痈,喘不得卧,葶苈大枣泻肺汤主之。

葶苈大枣泻肺汤方

葶苈熬令黄色,捣丸如弹子大　大枣十二枚

上先以水三升,煮枣取二升,去枣,内葶苈,煮取一升,顿服。

咳而胸满,振寒脉数,咽干不渴,时出浊唾腥臭,久久吐脓如米粥者,为肺痈,桔梗汤主之。

桔梗汤方　亦治血痹。

桔梗一两　甘草二两

上二味,以水三升,煮取一升,分温再服,则吐脓血也。

咳而上气,此为肺胀,其人喘,目如脱状,脉浮大者,越婢加半夏汤主之。

越婢加半夏汤方

麻黄六两　石膏半斤　生姜三两　大枣十五枚　甘草二两　半夏半升

上六味,以水六升,先煮麻黄,去上沫,内诸药,煮取三升,分温三服。

肺胀,咳而上气,烦躁而喘,脉浮者,心下有水,小青龙加石膏汤主之。

小青龙加石膏汤方　《千金》证治同,外更加胁下痛引缺盆。

麻黄　芍药　桂枝　细辛　甘草　干姜各三两　五味子　半夏各半升　石膏二两

上九味,以水一斗,先煮麻黄,去上沫,内诸药,煮取三升。强人服一升,羸者减之,日三服,小儿服四合。

附　方

《外台》炙甘草汤　治肺痿涎唾多,心中温温液液者。方见虚劳。

《千金》甘草汤

甘草

上一味,以水三升,煮减半,分温三服。

《千金》生姜甘草汤 治肺痿咳唾涎沫不止,咽燥而渴。

生姜五两　人参二两　甘草四两　大枣十五枚

上四味,以水七升,煮取三升,分温三服。

《千金》桂枝去芍药加皂荚汤 治肺痿吐涎沫。

桂枝　生姜各三两　甘草二两　大枣十枚　皂荚一枚,去皮子,炙焦

上五味,以水七升,微微火煮,取三升,分温三服。

《外台》桔梗白散 治咳而胸满,振寒脉数,咽干不渴,时出浊唾腥臭,久久吐脓如米粥者,为肺痈。

桔梗　贝母各三分　巴豆一分去皮,熬,研如脂

上三味,为散,强人饮服半钱匕,羸者减之。病在膈上者吐脓血,膈下者泻出,若下多不止,饮冷水一杯则定。

《千金》苇茎汤 治咳有微热,烦满,胸中甲错,是为肺痈。

苇茎二升　薏苡仁半升　桃仁五十枚　瓜瓣半升

上四味,以水一斗,先煮苇茎,得五升,去滓,内诸

药,煮取二升,服一升,再服当吐如脓。

肺痈胸满胀,一身面目浮肿,鼻塞清涕出,不闻香臭酸辛,咳逆上气,喘鸣迫塞,葶苈大枣泻肺汤主之。
方见上,三日一剂,可至三四剂,此先服小青龙汤一剂乃进。
小青龙方见咳嗽门中。

奔豚气病脉证治第八
论二首　方三首

师曰:病奔豚,有吐脓,有惊怖,有火邪,此四部病,皆从惊发得之。

师曰:奔豚病,从少腹起,上冲咽喉,发作欲死,复还止,皆从惊恐得之。

奔豚气上冲胸,腹痛,往来寒热,奔豚汤主之。

奔豚汤方

甘草　芎䓖　当归各二两　半夏四两　黄芩二两　生葛五两　芍药二两　生姜四两　甘李根白皮一升

上九味,以水二斗,煮取五升,温服一升,日三夜一服。

发汗后,烧针令其汗,针处被寒,核起而赤者,必发贲豚,气从小腹上至心,灸其核上各一壮,与桂枝加桂汤主之。

桂枝加桂汤方

　　桂枝五两　　芍药三两　　甘草二两, 炙　　生姜三两　　大枣十二枚

　　上五味, 以水七升, 微火煮取三升, 去滓, 温服一升。

　　发汗后, 脐下悸者, 欲作奔豚, 茯苓桂枝甘草大枣汤主之。

茯苓桂枝甘草大枣汤方

　　茯苓半斤　　甘草二两, 炙　　大枣十五枚　　桂枝四两

　　上四味, 以甘澜水一斗, 先煮茯苓, 减二升, 内诸药, 煮取三升, 去滓, 温服一升, 日三服。甘澜水法: 取水二斗, 置大盆内, 以杓扬之, 水上有珠子五六千颗相逐, 取用之。

胸痹心痛短气病脉证治第九
论一首　证一首　方十首

　　师曰: 夫脉当取太过不及, 阳微阴弦, 即胸痹而痛, 所以然者, 责其极虚也。今阳虚知在上焦, 所以胸痹、心痛者, 以其阴弦故也。

　　平人无寒热, 短气不足以息者, 实也。

　　胸痹之病, 喘息咳唾, 胸背痛, 短气, 寸口脉沉而

迟,关上小紧数,栝蒌薤白白酒汤主之。

栝蒌薤白白酒汤方

栝蒌实一枚,捣　薤白半升　白酒七升

上三味,同煮,取二升,分温再服。

胸痹不得卧,心痛彻背者,栝蒌薤白半夏汤主之。

栝蒌薤白半夏汤方

栝蒌实一枚　薤白三两　半夏半斤　白酒一斗

上四味,同煮,取四升,温服一升,日三服。

胸痹心中痞,留气结在胸,胸满,胁下逆抢心,枳实薤白桂枝汤主之;人参汤亦主之。

枳实薤白桂枝汤方

枳实四枚　厚朴四两　薤白半斤　桂枝一两　栝蒌实一枚,捣

上五味,以水五升,先煮枳实、厚朴,取二升,去滓,内诸药,煮数沸,分温三服。

人参汤方

人参　甘草　干姜　白术各三两

上四味,以水八升,煮取三升,温服一升,日三服。

胸痹,胸中气塞,短气,茯苓杏仁甘草汤主之,橘枳姜汤亦主之。

茯苓杏仁甘草汤方

茯苓三两　杏仁五十个　甘草一两

上三味,以水一斗,煮取五升,温服一升,日三服。不差更服。

橘枳姜汤方

橘皮一斤　枳实三两　生姜半斤

上三味,以水五升,煮取二升,分温再服。《肘后》《千金》云:治胸痹愊愊如满,噎塞习习如痒,喉中涩燥,唾沫。

胸痹缓急者,薏苡仁附子散主之。

薏苡附子散方

薏苡仁十五两　大附子十枚,炮

上二味,杵为散,服方寸匕,日三服。

心中痞,诸逆,心悬痛,桂枝生姜枳实汤主之。

桂姜枳实汤方

桂枝　生姜各三两　枳实五枚

上三味,以水六升,煮取三升,分温三服。

心痛彻背,背痛彻心,乌头赤石脂丸主之。

乌头赤石脂丸方

蜀椒一两,一法二分　乌头一分,炮　附子半两,炮,一法一分　干姜一两,一法一分　赤石脂一两,一法二分

上五味,末之,蜜丸如梧子大,先食服一丸,日三服。不知,稍加服。

九痛丸　治九种心痛。

附子三两,炮　生狼牙一两,炙香　巴豆一两,去

皮心,熬,研如脂　人参　干姜　吴茱萸各一两

　　上六味,末之,炼蜜丸,如梧子大,酒下,强人初服三丸,日三服,弱者二丸。兼治卒中恶,腹胀痛,口不能言;又治连年积冷,流注心胸痛,并冷肿上气,落马坠车血疾等,皆主之。忌口如常法。

腹满寒疝宿食病脉证治第十

论一首　脉证十六条　方十四首

　　趺阳脉微弦,法当腹满,不满者必便难,两胠疼痛,此虚寒从下上也,当以温药服之。

　　病者腹满,按之不痛为虚,痛者为实,可下之。舌黄未下者,下之黄自去。

　　腹满时减,复如故,此为寒,当与温药。

　　病者痿黄,躁而不渴,胸中寒实,而利不止者死。

　　寸口脉弦者,即胁下拘急而痛,其人啬啬恶寒也。

　　夫中寒家,喜欠,其人清涕出,发热色和者,善嚏。

　　中寒,其人下利,以里虚也,欲嚏不能,此人肚中寒。一云痛。

　　夫瘦人绕脐痛,必有风冷,谷气不行,而反下之,其气必冲,不冲者,心下则痞。

　　病腹满,发热十日,脉浮而数,饮食如故,厚朴七

物汤主之。

厚朴七物汤方

厚朴半斤　甘草　大黄各三两　大枣十枚　枳实五枚　桂枝二两　生姜五两

上七味,以水一斗,煮取四升,温服八合,日三服。呕者加半夏五合;下利去大黄;寒多者加生姜至半斤。

腹中寒气,雷鸣切痛,胸胁逆满,呕吐,附子粳米汤主之。

附子粳米汤方

附子一枚,炮　半夏半升　甘草一两　大枣十枚　粳米半升

上五味,以水八升,煮米熟,汤成,去滓,温服一升,日三服。

痛而闭者,厚朴三物汤主之。

厚朴三物汤方

厚朴八两　大黄四两　枳实五枚

上三味,以水一斗二升,先煮二味,取五升,内大黄,煮取三升,温服一升。以利为度。

按之心下满痛者,此为实也,当下之,宜大柴胡汤。

大柴胡汤方

柴胡半斤　黄芩三两　芍药三两　半夏半升,洗　枳实四枚,炙　大黄二两　大枣十二枚　生姜

五两

上八味,以水一斗二升,煮取六升,去滓,再煎,温服一升,日三服。

腹满不减,减不足言,当须下之,宜大承气汤。

大承气汤方

大黄四两,酒洗　厚朴半斤,去皮,炙　枳实五枚,炙　芒硝三合

上四味,以水一斗,先煮二物,取五升,去滓,内大黄,煮取二升,内芒硝,更上火微一二沸,分温再服,下,余勿服。

心胸中大寒痛,呕不能饮食,腹中寒,上冲皮起,出见有头足,上下痛而不可触近,大建中汤主之。

大建中汤方

蜀椒二合,去汗　干姜四两　人参二两

上三味,以水四升,煮取二升,去滓,内胶饴一升,微火煎取一升半,分温再服;如一炊顷,可饮粥二升,后更服,当一日食糜,温覆之。

胁下偏痛,发热,其脉紧弦,此寒也,以温药下之,宜大黄附子汤。

大黄附子汤方

大黄三两　附子三枚,炮　细辛二两

上三味,以水五升,煮取二升,分温三服;若强人

煮二升半,分温三服。服后如人行四五里,进一服。

寒气厥逆,赤丸主之。

赤丸方

茯苓四两　半夏四两,洗,一方用桂　乌头二两,炮　细辛一两,《千金》作人参

上四味,末之,内真朱为色,炼蜜丸如麻子大,先食酒饮下三丸,日再夜一服;不知,稍增之,以知为度。

腹痛,脉弦而紧,弦则卫气不行,即恶寒,紧则不欲食,邪正相搏,即为寒疝。绕脐痛,若发则白汗出,手足厥冷,其脉沉弦者,大乌头煎主之。

乌头煎方

乌头大者五枚,熬,去皮,不㕮咀

上以水三升,煮取一升,去滓,内蜜二升,煎令水气尽,取二升,强人服七合,弱人服五合。不差,明日更服,不可一日再服。

寒疝腹中痛,及胁痛里急者,当归生姜羊肉汤主之。

当归生姜羊肉汤方

当归三两　生姜五两　羊肉一斤

上三味,以水八升,煮取三升,温服七合,日三服。若寒多者,加生姜成一斤;痛多而呕者,加橘皮二两、白术一两。加生姜者,亦加水五升,煮取三升二合、服之。

寒疝腹中痛,逆冷,手足不仁,若身疼痛,灸刺诸药不能治,抵当乌头桂枝汤主之。

乌头桂枝汤方

乌头

上一味,以蜜二斤,煎减半,去滓,以桂枝汤五合解之。得一升后,初服二合,不知,即服三合,又不知,复加之五合。其知者,如醉状,得吐者,为中病。

桂枝汤方

桂枝三两,去皮　芍药三两　甘草二两,炙　生姜三两　大枣十二枚

上五味,剉,以水七升,微火煮服三升,去滓。

其脉数而紧乃弦,状如弓弦,按之不移。脉数弦者,当下其寒,脉紧大而迟者,必心下坚;脉大而紧者,阳中有阴,可下之。

附　方

《外台》乌头汤　治寒疝腹中绞痛,贼风入攻五脏,拘急不得转侧,发作有时,使人阴缩,手足厥逆。方见上。

《外台》柴胡桂枝汤方　治心腹卒中痛者。

柴胡四两　黄芩　人参　芍药　桂枝　生姜各一两半　甘草一两　半夏二合半　大枣六枚

上九味,以水六升,煮取三升,温服一升,日三服。

《外台》走马汤 治中恶心痛腹胀,大便不通。

巴豆二枚,去皮心,熬　杏仁二枚

上二味,以绵缠,捶令碎,热汤二合,捻取白汁饮之,当下。老小量之。通治飞尸鬼击病。

问曰:人病有宿食,何以别之?师曰:寸口脉浮而大,按之反涩,尺中亦微而涩,故知有宿食,大承气汤主之。

脉数而滑者,实也,此有宿食,下之愈,宜大承气汤。

下利不饮食者,有宿食也,当下之,宜大承气汤。

大承气汤方 见前痉病中。

宿食在上脘,当吐之,宜瓜蒂散。

瓜蒂散方

瓜蒂一枚,熬黄　赤小豆一分,煮

上二味,杵为散,以香豉七合煮取汁,和散一钱匕,温服之。不吐者,少加之,以快吐为度而止。亡血及虚者不可与之。

脉紧如转索无常者,有宿食也。

脉紧头痛,风寒,腹中有宿食不化也。一云寸口脉紧。

卷　中

金匮要略方论

五脏风寒积聚病脉证并治第十一

论二首　脉证十七条　方二首

肺中风者,口燥而喘,身运而重,冒而肿胀。

肺中寒,吐浊涕。

肺死脏,浮之虚,按之弱如葱叶,下无根者,死。

肝中风者,头目眴,两胁痛,行常伛,令人嗜甘。

肝中寒者,两臂不举,舌本燥,喜太息,胸中痛,不得转侧,食则吐而汗出也。《脉经》《千金》云:"时盗汗,咳,食已吐其汁。"

肝死脏,浮之弱,按之如索不来,或曲如蛇行者,死。

肝着,其人常欲蹈其胸上,先未苦时,但欲饮热,旋覆花汤主之。臣亿等校诸本旋覆花汤方,皆同。

心中风者,翕翕发热,不能起,心中饥,食即呕吐。

心中寒者,其人苦病心如啖蒜状,剧者心痛彻背,背痛彻心,譬如蛊注。其脉浮者,自吐乃愈。

心伤者,其人劳倦,即头面赤而下重,心中痛而自烦,发热,当脐跳,其脉弦,此为心脏伤所致也。

心死脏,浮之实如麻豆,按之益躁疾者,死。

邪哭使魂魄不安者,血气少也;血气少者属于心,心气虚者,其人则畏,合目欲眠,梦远行而精神离散,魂魄妄行。阴气衰者为癫,阳气衰者为狂。

脾中风者,翕翕发热,形如醉人,腹中烦重,皮目瞤瞤而短气。

脾死脏,浮之大坚,按之如覆杯,洁洁状如摇者,死。臣亿等详五脏各有中风中寒,今脾中载中风,肾中风,中寒俱不载者,以古文简乱极多,去古既远,无文可以补缀也。

趺阳脉浮而涩,浮则胃气强,涩则小便数,浮涩相搏,大便则坚,其脾为约,麻子仁丸主之。

麻子仁丸方

麻子仁二升　芍药半斤　枳实一斤　大黄一斤　厚朴一尺　杏仁一升

上六味,末之,炼蜜和丸梧子大,饮服十丸,日三,以知为度。

肾著之病,其人身体重,腰中冷,如坐水中,形如水状,反不渴,小便自利,饮食如故,病属下焦,身劳汗出,衣一作表。里冷湿,久久得之,腰以下冷痛,腹重如带五千钱,甘姜苓术汤主之。

甘草干姜茯苓白术汤方

甘草　白术各二两　干姜　茯苓各四两

上四味,以水五升,煮取三升,分温三服,腰中即温。

肾死脏,浮之坚,按之乱如转丸,益下入尺中者,死。

问曰:三焦竭部,上焦竭善噫,何谓也?师曰:上焦受中焦气未和,不能消谷,故能噫耳。下焦竭,即遗溺失便,其气不和,不能自禁制,不须治,久则愈。

师曰:热在上焦者,因咳为肺痿;热在中焦者,则为坚;热在下焦者,则尿血,亦令淋秘不通。大肠有寒者,多鹜溏;有热者,便肠垢。小肠有寒者,其人下重便血;有热者,必痔。

问曰:病有积、有聚、有㿀气,何谓也?师曰:积者,脏病也,终不移;聚者,腑病也,发作有时,展转痛移,为可治;㿀气者,胁下痛,按之则愈,复发为㿀气。诸积大法,脉来细而附骨者,乃积也。寸口,积在胸中;微出寸口,积在喉中;关上,积在脐旁,上关上,积在心下;微下关,积在少腹;尺中,积在气冲。脉出左,积在左;脉出右,积在右,脉两出,积在中央,各以其部处之。

痰饮咳嗽病脉证并治第十二

论一首　脉证二十一条　方十八首

问曰：夫饮有四，何谓也？师曰：有痰饮，有悬饮，有溢饮，有支饮。

问曰：四饮何以为异？师曰：其人素盛今瘦，水走肠间，沥沥有声，谓之痰饮。饮后水流在胁下，咳唾引痛，谓之悬饮。饮水流行，归于四肢，当汗出而不汗出，身体疼重，谓之溢饮。咳逆倚息，短气不得卧，其形如肿，谓之支饮。

水在心，心下坚筑，短气，恶水不欲饮。

水在肺，吐涎沫，欲饮水。

水在脾，少气身重。

水在肝，胁下支满，嚏而痛。

水在肾，心下悸。

夫心下有留饮，其人背寒冷如手大。

留饮者，胁下痛引缺盆，咳嗽则辄已。一作转甚。

胸中有留饮，其人短气而渴，四肢历节痛。脉沉者，有留饮。

膈上病痰，满喘咳吐，发则寒热，背痛腰疼，目泣自出，其人振振身瞤剧，必有伏饮。

夫病人饮水多，必暴喘满。凡食少饮多，水停心下。甚者则悸,微者短气。

脉双弦者,寒也,皆大下后善虚。脉偏弦者,饮也。

肺饮不弦,但苦喘短气。

支饮亦喘而不能卧,加短气,其脉平也。

病痰饮者,当以温药和之。

心下有痰饮,胸胁支满,目眩,苓桂术甘汤主之。

茯苓桂枝白术甘草汤方

茯苓四两　桂枝　白术各三两　甘草二两

上四味,以水六升,煮取三升,分温三服,小便则利。

夫短气有微饮,当从小便去之,苓桂术甘汤主之;方见上。肾气丸亦主之。方见脚气中。

病者脉伏,其人欲自利,利反快,虽利,心下续坚满,此为留饮欲去故也,甘遂半夏汤主之。

甘遂半夏汤方

甘遂大者,三枚　半夏十二枚,以水一升,煮取半升,去滓　芍药五枚　甘草如指大一枚,炙,一本作无

上四味,以水二升,煮取半升,去滓,以蜜半升,和药汁煎取八合,顿服之。

脉浮而细滑,伤饮。

脉弦数,有寒饮,冬夏难治。

脉沉而弦者,悬饮内痛。

病悬饮者,十枣汤主之。

十枣汤方

芫花熬　甘遂　大戟各等分

上三味,捣筛,以水一升五合,先煮肥大枣十枚,取八合,去滓,内药末。强人服一钱匕,羸人服半钱,平旦温服之;不下者,明日更加半钱,得快下后,糜粥自养。

病溢饮者,当发其汗,大青龙汤主之;小青龙汤亦主之。

大青龙汤方

麻黄六两,去节　桂枝二两,去皮　甘草二两,炙　杏仁四十个,去皮尖　生姜三两　大枣十二枚　石膏如鸡子大,碎

上七味,以水九升,先煮麻黄,减二升,去上沫,内诸药,煮取三升,去滓,温服一升,取微似汗。汗多者,温粉粉之。

小青龙汤方

麻黄去节,三两　芍药三两　五味子半升　干姜三两　甘草三两,炙　细辛三两　桂枝三两,去皮　半夏半升,汤洗

上八味,以水一斗,先煮麻黄,减二升,去上沫,内

诸药,煮取三升,去滓,温服一升。

　　膈间支饮,其人喘满,心下痞坚,面色黧黑,其脉沉紧,得之数十日,医吐下之不愈,木防己汤主之。虚者即愈,实者三日复发,复与不愈者,宜木防己汤去石膏加茯苓芒硝汤主之。

木防己汤方

　　木防己三两　　石膏十二枚,如鸡子大　　桂枝二两　　人参四两

　　上四味,以水六升,煮取二升,分温再服。

木防己加茯苓芒硝汤方

　　木防己　　桂枝各二两　　人参　　茯苓各四两　　芒硝三合

　　上五味,以水六升,煮取二升,去滓,内芒硝,再微煎,分温再服,微利则愈。

　　心下有支饮,其人苦冒眩,泽泻汤主之。

泽泻汤方

　　泽泻五两　　白术二两

　　上二味,以水二升,煮取一升,分温再服。

　　支饮胸满者,厚朴大黄汤主之。

厚朴大黄汤方

　　厚朴一尺　　大黄六两　　枳实四枚

　　上三味,以水五升,煮取二升,分温再服。

支饮不得息，葶苈大枣泻肺汤主之。方见肺痈中。

呕家本渴，渴者为欲解；今反不渴，心下有支饮故也，小半夏汤主之。《千金》云，小半夏加茯苓汤。

小半夏汤方

半夏一升　生姜半斤

上二味，以水七升，煮取一升半，分温再服。

腹满，口舌干燥，此肠间有水气，己椒苈黄丸主之。

防己椒目葶苈大黄丸方

防己　椒目　葶苈熬　大黄各一两

上四味，末之，蜜丸如梧子大，先食饮服一丸，日三服，稍增，口中有津液。渴者，加芒硝半两。

卒呕吐，心下痞，膈间有水，眩悸者，小半夏加茯苓汤主之。

小半夏加茯苓汤方

半夏一升　生姜半斤　茯苓三两，一法四两

上三味，以水七升，煮取一升五合，分温再服。

假令瘦人，脐下有悸，吐涎沫而癫眩，此水也，五苓散主之。

五苓散方

泽泻一两一分　猪苓三分，去皮　茯苓三分　白术三分　桂二分，去皮上五味,为末,白饮服方寸匕,日三服,多饮暖水,汗出愈。

附　方

《外台》茯苓饮　治心胸中有停痰宿水,自吐出水后,心胸间虚气,满不能食,消痰气,令能食。

茯苓　人参　白术各三两　枳实二两　橘皮二两半　生姜四两

上六味,水六升,煮取一升八合,分温三服,如人行八九里进之。

咳家,其脉弦,为有水,十枣汤主之。方见上。

夫有支饮家,咳烦,胸中痛者,不卒死,至一百日或一岁,宜十枣汤。方见上。

久咳数岁,其脉弱者,可治;实大数者,死。其脉虚者,必苦冒,其人本有支饮在胸中故也,治属饮家。

咳逆,倚息不得卧,小青龙汤主之。方见上及肺痈中。

青龙汤下已,多唾口燥,寸脉沉,尺脉微,手足厥逆,气从小腹上冲胸咽,手足痹,其面翕热如醉状,因复下流阴股,小便难,时复冒者,与茯苓桂枝五味子甘草汤,治其气冲。

桂苓五味甘草汤方

茯苓四两　桂枝四两,去皮　甘草炙,三两　五味子半升

上四味,以水八升,煮取三升,去滓,分三温服。

冲气即低,而反更咳,胸满者,用桂苓五味甘草汤,去桂加干姜、细辛,以治其咳满。

苓甘五味姜辛汤方

茯苓四两　甘草　干姜　细辛各三两　五味子半升

上五味,以水八升,煮取三升,去滓,温服半升,日三服。

咳满即止,而更复渴,冲气复发者,以细辛、干姜为热药也。服之当遂渴,而渴反止者,为支饮也。支饮者,法当冒,冒者必呕,呕者复内半夏,以去其水。

桂苓五味甘草去桂加干姜细辛半夏汤方

茯苓四两　甘草　细辛　干姜各二两　五味子　半夏各半升

上六味,以水八升,煮取三升,去滓,温服半升,日三服。

水去呕止,其人形肿者,加杏仁主之。其证应内麻黄,以其人遂痹,故不内之。若逆而内之者,必厥。所以然者,以其人血虚,麻黄发其阳故也。

苓甘五味加姜辛半夏杏仁汤方

茯苓四两　甘草三两　五味子半升　干姜三两　细辛三两　半夏半升　杏仁半升,去皮尖

上七味,以水一斗,煮取三升,去滓,温服半升,日三服。

若面热如醉,此为胃热上冲,熏其面,加大黄以利之。

苓甘五味加姜辛半杏大黄汤方

茯苓四两　甘草三两　五味子半升　干姜三两　细辛三两　半夏半升　杏仁半升　大黄三两

上八味,以水一斗,煮取三升,去滓,温服半升,日三服。

先渴后呕,为水停心下,此属饮家,小半夏茯苓汤主之。方见上。

消渴小便不利淋病脉证并治第十三

脉证九条　方六首

厥阴之为病,消渴,气上冲心,心中疼热,饥而不欲食,食即吐,下之不肯止。

寸口脉浮而迟,浮即为虚,迟即为劳,虚则卫气不

足,劳则荣气竭。趺阳脉浮而数,浮即为气,数即消谷而大坚,一作紧。气盛则溲数,溲数即坚,坚数相搏,即为消渴。

男子消渴,小便反多,以饮一斗,小便一斗,肾气丸主之。方见脚气中。

脉浮,小便不利,微热消渴者,宜利小便、发汗,五苓散主之。

渴欲饮水,水入则吐者,名曰水逆,五苓散主之。方见上。

渴欲饮水不止者,文蛤散主之。

文蛤散方

文蛤五两

上一味,杵为散,以沸汤五合,和服方寸匕。

淋之为病,小便如粟状,小腹弦急,痛引脐中。

趺阳脉数,胃中有热,即消谷引食,大便必坚,小便即数。

淋家不可发汗,发汗则必便血。

小便不利者,有水气,其人若渴,用栝蒌瞿麦丸主之。

栝蒌瞿麦丸方

栝蒌根二两　茯苓　薯蓣各三两　附子一枚,炮　瞿麦一两上五味,末之,炼蜜丸梧子大,饮服三丸,日三服。不知,增至七八丸,以小便利,腹中温为知。

小便不利,蒲灰散主之,滑石白鱼散、茯苓戎盐汤并主之。

蒲灰散方

蒲灰七分　滑石三分

上二味,杵为散,饮服方寸匕,日三服。

滑石白鱼散方

滑石二分　乱发二分,烧　白鱼二分

上三味,杵为散,饮服半钱匕,日三服。

茯苓戎盐汤方

茯苓半斤　白术二两　戎盐弹丸大,一枚

上三味,先将茯苓、白术煎成,入戎盐,再煎,分温三服。

渴欲饮水,口干舌燥者,白虎加人参汤主之。方见中暍中。

脉浮,发热,渴欲饮水,小便不利者,猪苓汤主之。

猪苓汤方

猪苓去皮　茯苓　阿胶　滑石　泽泻各一两

上五味,以水四升,先煮四味,取二升,去滓,内胶烊消,温服七合,日三服。

水气病脉证并治第十四

论七首　脉证五条　方八首

　　师曰：病有风水、有皮水、有正水、有石水、有黄汗。风水，其脉自浮，外证骨节疼痛，恶风；皮水，其脉亦浮，外证胕肿，按之没指，不恶风，其腹如鼓，不渴，当发其汗；正水，其脉沉迟，外证自喘；石水，其脉自沉，外证腹满不喘；黄汗，其脉沉迟，身发热，胸满，四肢头面肿，久不愈，必致痈脓。

　　脉浮而洪，浮则为风，洪则为气，风气相搏，风强则为隐疹，身体为痒，痒为泄风，久为痂癞。气强则为水，难以俯仰。风气相击，身体洪肿，汗出乃愈，恶风则虚，此为风水。不恶风者，小便通利，上焦有寒，其口多涎，此为黄汗。

　　寸口脉沉滑者，中有水气，面目肿大，有热，名曰风水。视人之目窠上微拥，如蚕新卧起状，其颈脉动，时时咳，按其手足上，陷而不起者，风水。

　　太阳病，脉浮而紧，法当骨节疼痛，反不疼，身体反重而酸，其人不渴，汗出即愈，此为风水。恶寒者，此为极虚，发汗得之。渴而不恶寒者，此为皮水。身肿而冷，状如周痹，胸中窒，不能食，反聚痛，暮躁不得眠，此为黄汗，痛在骨节。咳而喘，不渴者，此为肺胀，其状如肿,发汗即愈。然诸病此者,渴而下利,小便数者,皆不可发汗。

里水者,一身面目黄肿,其脉沉,小便不利,故令病水。假如小便自利,此亡津液,故令渴也。越婢加术汤主之。方见中风。

趺阳脉当伏,今反紧,本自有寒,疝,瘕,腹中痛,医反下之,下之即胸满短气。

趺阳脉当伏,今反数,本自有热,消谷,小便数,今反不利,此欲作水。

寸口脉浮而迟,浮脉则热,迟脉则潜,热潜相搏,名曰沉。趺阳脉浮而数,浮脉即热,数脉即止,热止相搏,名曰伏。沉伏相搏,名曰水。沉则络脉虚,伏则小便难,虚难相搏,水走皮肤,即为水矣。

寸口脉弦而紧,弦则卫气不行,即恶寒,水不沾流,走于肠间。

少阴脉紧而沉,紧则为痛,沉则为水,小便即难。脉得诸沉,当责有水,身体肿重。水病脉出者死。

夫水病人,目下有卧蚕,面目鲜泽,脉伏,其人消渴。病水腹大,小便不利,其脉沉绝者,有水,可下之。

问曰:病下利后,渴饮水,小便不利,腹满阴肿者,何也?答曰:此法当病水,若小便自利及汗出者,自当愈。

心水者,其身重而少气,不得卧,烦而躁,其人阴肿。

肝水者,其腹大,不能自转侧,胁下腹痛,时时津液微生,小便续通。

肺水者,其身肿,小便难,时时鸭溏。

脾水者,其腹大,四肢苦重,津液不生,但苦少气,小便难。

肾水者,其腹大,脐肿腰痛,不得溺,阴下湿如牛鼻上汗,其足逆冷,面反瘦。

师曰:诸有水者,腰以下肿,当利小便;腰以上肿,当发汗乃愈。

师曰:寸口脉沉而迟,沉则为水,迟则为寒,寒水相搏,趺阳脉伏,水谷不化,脾气衰则鹜溏,胃气衰则身肿。少阳脉卑,少阴脉细,男子则小便不利,妇人则经水不通。经为血,血不利则为水,名曰血分。

师曰:寸口脉沉而数,数则为出,沉则为入,出则为阳实,入则为阴结。趺阳脉微而弦,微则无胃气,弦则不得息。少阴脉沉而滑,沉则为在里,滑则为实,沉滑相搏,血结胞门,其藏不泻,经络不通,名曰血分。

问曰:病有血分,水分,何也?师曰:经水前断,后病水,名曰血分,此病难治;先病水,后经水断,名曰水分,此病易治。何以故?去水,其经自下。

问曰:病者苦水,面目身体四肢皆肿,小便不利,脉之,不言水,反言胸中痛,气上冲咽,状如炙肉,当微咳喘,审如师言,其脉何类?

师曰:寸口脉沉而紧,沉为水,紧为寒,沉紧相搏,结在关元,始时当微,年盛不觉,阳衰之后,荣卫相干,阳损阴盛,结寒微动,肾气上冲,喉咽塞噎,胁下急痛。医以为留饮而大下之,气击不去,其病不除。后重吐之,胃家虚烦,咽燥欲饮水,小便不利,水谷不化,面目手足浮肿。又与葶苈丸下水,当时如小差,食饮过度,肿复如前,胸胁苦痛,象若奔豚,其水扬溢,则浮咳喘逆。当先攻击冲气,令止,乃治咳;咳止,其喘自差。先治新病,病当在后。

风水,脉浮身重,汗出恶风者,防己黄芪汤主之。腹痛加芍药。

防己黄芪汤方 方见湿病中。

风水,恶风,一身悉肿,脉浮不渴,续自汗出,无大热,越婢汤主之。

越婢汤方

麻黄六两　石膏半斤　生姜三两　大枣十五枚　甘草二两

上五味,以水六升,先煮麻黄,去上沫,内诸药,煮取三升,分温三服。恶风者,加附子一枚,炮;风水加术四两。《古今录验》。

皮水为病,四肢肿,水气在皮肤中,四肢聂聂动者,防己茯苓汤主之。

防己茯苓汤方

防己三两　黄芪三两　桂枝三两　茯苓六两　甘草二两

上五味,以水六升,煮取二升,分温三服。

里水,越婢加术汤主之;甘草麻黄汤亦主之。

越婢加术汤方见上于内加白术四两,又见脚气中。

甘草麻黄汤方

甘草二两　麻黄四两

上二味,以水五升,先煮麻黄,去上沫,内甘草,煮取三升,温服一升,重覆汗出,不汗,再服。慎风寒。

水之为病,其脉沉小,属少阴;浮者为风;无水虚胀者,为气。水,发其汗即已,脉沉者,宜麻黄附子汤;浮者,宜杏子汤。

麻黄附子汤方

麻黄三两　甘草二两　附子一枚,炮

上三味,以水七升,先煮麻黄,去上沫,内诸药,煮取二升半,温服八分,日三服。

杏子汤方 未见，恐是麻黄杏仁甘草石膏汤。

厥而皮水者，蒲灰散主之。方见消渴中。

问曰：黄汗之为病，身体肿，一作重。发热汗出而渴，状如风水，汗沾衣，色正黄如柏汁，脉自沉，何从得之？师曰：以汗出入水中浴，水从汗孔入得之，宜芪芍桂酒汤主之。

黄芪芍药桂枝苦酒汤方

黄芪五两　芍药三两　桂枝三两

上三味，以苦酒一升，水七升，相和，煮取三升，温服一升，当心烦，服至六七日乃解；若心烦不止者，以苦酒阻故也。一方用美酒醯代苦酒。

黄汗之病，两胫自冷；假令发热，此属历节。食已汗出，又身常暮卧盗汗出者，此劳气也。若汗出已反发热者，久久其身必甲错；发热不止者，必生恶疮。若身重，汗出已辄轻者，久久必身瞤，瞤即胸中痛，又从腰以上必汗出，下无汗，腰髋弛痛，如有物在皮中状，剧者不能食，身疼重，烦躁，小便不利，此为黄汗，桂枝加黄芪汤主之。

桂枝加黄芪汤方

桂枝　芍药各三两　甘草二两　生姜三两　大枣十二枚　黄芪二两

上六味，以水八升，煮取三升，温服一升，须臾饮热稀粥一升余,以助药力,温服取微汗;若不汗,更服。

师曰:寸口脉迟而涩,迟则为寒,涩为血不足。跌阳脉微而迟,微则为气,迟则为寒,寒气不足,则手足逆冷;手足逆冷,则荣卫不利;荣卫不利,则腹满肠鸣相逐,气转膀胱,荣卫俱劳;阳气不通,即身冷,阴气不通,即骨疼;阳前通,则恶寒,阴前通,则痹不仁;阴阳相得,其气乃行,大气一转,其气乃散;实则失气,虚则遗尿,名曰气分。

气分,心下坚大如盘,边如旋杯,水饮所作。桂枝去芍药加麻辛附子汤主之。

桂枝去芍药加麻黄细辛附子汤方

桂枝三两　生姜三两　甘草二两　大枣十二枚　麻黄　细辛各二两　附子一枚,炮

上七味,以水七升,煮麻黄,去上沫,内诸药,煮取二升,分温三服,当汗出,如虫行皮中,即愈。

心下坚大如盘,边如旋盘,水饮所作,枳术汤主之。

枳术汤方

枳实七枚　白术二两

上二味,以水五升,煮取三升,分温三服,腹中软,即当散也。

附　方

《外台》防己黄芪汤　治风水,脉浮为在表,其人或头汗出,表无他病,病者但下重,从腰以上为和,腰以下当肿及阴,难以屈伸。方见风湿中。

黄疸病脉证并治第十五
论二首　脉证十四条　方七首

寸口脉浮而缓,浮则为风,缓则为痹。痹非中风,四肢苦烦,脾色必黄,瘀热以行。

趺阳脉紧而数,数则为热,热则消谷,紧则为寒,食即为满。尺脉浮为伤肾,趺阳脉紧为伤脾。风寒相搏,食谷即眩,谷气不消,胃中苦浊,浊气下流,小便不通,阴被其寒,热流膀胱,身体尽黄,名曰谷疸。额上黑,微汗出,手足中热,薄暮即发,膀胱急,小便自利,名曰女劳疸;腹如水状不治。心中懊憹而热,不能食,时欲吐,名曰酒疸。

阳明病,脉迟者,食难用饱,饱则发烦头眩,小便必难,此欲作谷疸。虽下之,腹满如故,所以然者,脉迟故也。

夫病酒黄疸,必小便不利,其候心中热,足下热,是其证也。

酒黄疸者,或无热,靖言了,腹满欲吐,鼻燥,其脉浮者,先吐之;沉弦者,先下之。

酒疸,心中热,欲呕者,吐之愈。

酒疸下之,久久为黑疸,目青面黑,心中如啖蒜齑状,大便正黑,皮肤爪之不仁,其脉浮弱,虽黑微黄,故知之。

师曰:病黄疸,发热烦喘,胸满口燥者,以病发时,火劫其汗,两热所得。然黄家所得,从湿得之。一身尽发热而黄,肚热,热在里,当下之。

脉沉,渴欲饮水,小便不利者,皆发黄。

腹满,舌痿黄,躁不得睡,属黄家。舌痿疑作身痿。

黄疸之病,当以十八日为期,治之十日以上瘥,反剧为难治。

疸而渴者,其疸难治;疸而不渴者,其疸可治。发于阴部其人必呕;阳部,其人振寒而发热也。

谷疸之为病,寒热不食,食即头眩,心胸不安,久久发黄,为谷疸,茵陈蒿汤主之。

茵陈蒿汤方

茵陈蒿六两　栀子十四枚　大黄二两

上三味,以水一斗,先煮茵陈,减六升,内二味,煮取三升,去滓,分温三服。小便当利,尿如皂角汁状,色正赤,一宿腹减,黄从小便去也。

黄家日晡所发热,而反恶寒,此为女劳得之。膀胱急,少腹满,身尽黄,额上黑,足下热,因作黑疸。其腹胀如水状,大便必黑,时溏,此女劳之病,非水也。腹满者难治。消石矾石散主之。

消石矾石散方

消石　矾石烧,等分

上二味,为散,以大麦粥汁,和服方寸匕,日三服。病随大小便去,小便正黄,大便正黑,是候也。

酒黄疸,心中懊侬,或热痛,栀子大黄汤主之。

栀子大黄汤方

栀子十四枚　大黄一两　枳实五枚　豉一升

上四味,以水六升,煮取二升,分温三服。

诸病黄家,但利其小便。假令脉浮,当以汗解之,宜桂枝加黄芪汤主之。方见水病中。

诸黄,猪膏发煎主之。

猪膏发煎方

猪膏半斤　乱发如鸡子大三枚

上二味,和膏中煎之,发消药成,分再服,病从小便出。

黄疸病,茵陈五苓散主之。一本云茵陈汤及五苓散并主之。

茵陈五苓散方

茵陈蒿末十分　五苓散五分，方见痰饮中

上二物和，先食饮方寸匕，日三服。

黄疸腹满，小便不利而赤，自汗出，此为表和里实，当下之，宜大黄硝石汤。

大黄硝石汤方

大黄　黄柏　硝石各四两　栀子十五枚

上四味，以水六升，煮取二升，去滓，内硝，更煮取一升，顿服。

黄疸病，小便色不变，欲自利，腹满而喘，不可除热，热除必哕。哕者，小半夏汤主之。方见痰饮中。

诸黄，腹痛而呕者，宜柴胡汤。必小柴胡汤，方见呕吐中。

男子黄，小便自利，当与虚劳小建中汤。方见虚劳中。

■　附　　方　■

瓜蒂汤　治诸黄。方见暍病中。

《千金》麻黄醇酒汤　治黄疸。

麻黄三两

上一味，以美清酒五升，煮取二升半，顿服尽。冬月用酒，春月用水煮之。

惊悸吐衄下血胸满瘀血病脉证治第十六

脉证十二条　方五首

寸口脉动而弱,动即为惊,弱则为悸。

师曰:尺脉浮,目睛晕黄,衄未止。晕黄去,目睛慧了,知衄今止。

又曰:从春至夏衄者,太阳;从秋至冬衄者,阳明。

衄家不可汗,汗出必额上陷,脉紧急,直视不能眗,不得眠。

病人面无色,无寒热。脉沉弦者,衄;浮弱,手按之绝者,下血;烦咳者,必吐血。

夫吐血,咳逆上气,其脉数而有热,不得卧者,死。

夫酒客咳者,必致吐血,此因极饮过度所致也。

寸口脉弦而大,弦则为减,大则为芤,减则为寒,芤则为虚,寒虚相击,此名曰革,妇人则半产漏下,男子则亡血。

亡血不可发其表,汗出即寒栗而振。

病人胸满,唇痿舌青,口燥,但欲漱水不欲咽,无寒热,脉微大来迟,腹不满,其人言我满,为有瘀血。

病者如热状,烦满,口干燥而渴,其脉反无热,此为阴伏,是瘀血也,当下之。

火邪者,桂枝去芍药加蜀漆牡蛎龙骨救逆汤主之。

桂枝救逆汤方

桂枝三两,去皮　甘草二两,炙　生姜三两　牡蛎五两,熬　龙骨四两　大枣十二枚　蜀漆三两,洗去腥

上为末,以水一斗二升,先煮蜀漆,减二升,内诸药,煮取三升,去滓,温服一升。

心下悸者,半夏麻黄丸主之。

半夏麻黄丸方

半夏　麻黄等分

上二味,末之,炼蜜和丸,小豆大,饮服三丸,日三服。

吐血不止者,柏叶汤主之。

柏叶汤方

柏叶　干姜各三两　艾三把

上三味,以水五升,取马通汁一升,合煮,取一升,分温再服。

下血,先便后血,此远血也,黄土汤主之。

黄土汤方 亦主吐血、衄血。

甘草　干地黄　白术　附子炮　阿胶　黄芩各

三两　灶中黄土半斤

上七味,以水八升,煮取三升,分温二服。

下血,先血后便,此近血也,赤小豆当归散主之。

方见狐惑中。

心气不足,吐血,衄血,泻心汤主之。

泻心汤方亦治霍乱。

大黄二两　黄连　黄芩各一两

上三味,以水三升,煮取一升,顿服之。

呕吐哕下利病脉证治第十七
论一首　脉证二十七条　方二十三首

夫呕家有痈脓,不可治呕,脓尽自愈。

先呕却渴者,此为欲解。先渴却呕者,为水停心下,此属饮家。

呕家本渴,今反不渴者,以心下有支饮故也,此属支饮。

问曰:病人脉数,数为热,当消谷引食,而反吐者,何也?师曰:以发其汗,令阳微,膈气虚,脉乃数,数为客热,不能消谷,胃中虚冷故也。

脉弦者虚也。胃气无余,朝食暮吐,变为胃反。寒在于上,医反下之,今脉反弦,故名曰虚。

寸口脉微而数,微则无气,无气则荣虚;荣虚则血不足,血不足则胸中冷。

趺阳脉浮而涩,浮则为虚,涩则伤脾,脾伤则不磨,朝食暮吐,暮食朝吐,宿谷不化,名曰胃反。脉紧而涩,其病难治。

病人欲吐者,不可下之。

哕而腹满,视其前后,知何部不利,利之即愈。

呕而胸满者,茱萸汤主之。

茱萸汤方

吴茱萸一升　人参三两　生姜六两　大枣十二枚

上四味,以水五升,煮取三升,温服七合,日三服。

干呕吐涎沫,头痛者,茱萸汤主之。方见上。

呕而肠鸣,心下痞者,半夏泻心汤主之。

半夏泻心汤方

半夏半升,洗　黄芩　干姜　人参各三两　黄连一两　大枣十二枚　甘草三两,炙

上七味,以水一斗,煮取六升,去滓,再煮,取三升,温服一升,日三服。

干呕而利者,黄芩加半夏生姜汤主之。

黄芩加半夏生姜汤方

黄芩三两　甘草二两,炙　芍药二两　半夏半

升　生姜三两　大枣二十枚

上六味,以水一斗,煮取三升,去滓,温服一升,日再,夜一服。

诸呕吐,谷不得下者,小半夏汤主之。 方见痰饮中。

呕吐而病在膈上,后思水者,解,急与之。思水者猪苓散主之。

猪苓散方

猪苓　茯苓　白术各等分

上三味,杵为散,饮服方寸匕,日三服。

呕而脉弱,小便复利,身有微热,见厥者难治。四逆汤主之。

四逆汤方

附子一枚,生用　干姜一两半　甘草二两,炙

上三味,以水三升,煮取一升二合,去滓,分温再服。强人可大附子一枚,干姜三两。

呕而发热者,小柴胡汤主之。

小柴胡汤方

柴胡半斤　黄芩三两　人参三两　甘草三两　半夏半斤　生姜三两　大枣十二枚

上七味,以水一斗二升,煮取六升,去滓,再煎,取三升,温服一升,日三服。

胃反呕吐者,大半夏汤主之。《千金》云:治胃反不受食,食入即吐。《外台》云:治呕心下痞硬者。

大半夏汤方

半夏二升,洗完用　人参三两　白蜜一升

上三味,以水一斗二升,和蜜扬之二百四十遍,煮药取升半,温服一升,余分再服。

食已即吐者,大黄甘草汤主之。《外台》方又治吐水。

大黄甘草汤方

大黄四两　甘草一两

上二味,以水三升,煮取一升,分温再服。

胃反,吐而渴欲饮水者,茯苓泽泻汤主之。

茯苓泽泻汤方《外台》云:治消渴脉绝,胃反吐食方。有小麦一升

茯苓半斤　泽泻四两　甘草二两　桂枝二两　白术三两　生姜四两

上六味,以水一斗,煮取三升,内泽泻,再煮取二升半,温服八合,日三服。

吐后渴欲得水而贪饮者,文蛤汤主之;兼主微风,脉紧头痛。

文蛤汤方

文蛤五两　麻黄　甘草　生姜各三两　石膏五

两　杏仁五十枚　大枣十二枚

上七味,以水六升,煮取二升,温服一升,汗出即愈。

干呕吐逆,吐涎沫,半夏干姜散主之。

半夏干姜散方

半夏　干姜各等分

上二味,杵为散,取方寸匕,浆水一升半,煎取七合,顿服之。

病人胸中似喘不喘,似呕不呕,似哕不哕,彻心中愦愦然无奈者,生姜半夏汤主之。

生姜半夏汤方

半夏半斤　生姜汁一升

上二味,以水三升,煮半夏,取二升,内生姜汁,煮取一升半,小冷,分四服,日三夜一服。止,停后服。

干呕,哕,若手足厥者,橘皮汤主之。

橘皮汤方

橘皮四两　生姜半斤

上二味,以水七升,煮取三升,温服一升,下咽即愈。

哕逆者,橘皮竹茹汤主之。

橘皮竹茹汤方

橘皮二升　竹茹二升　大枣三十枚　生姜半

斤 甘草五两 人参一两

上六味,以水一斗,煮取三升,温服一升。日三服。

夫六腑气绝于外者,手足寒,上气脚缩;五脏气绝于内者,利不禁,下甚者,手足不仁。

下利,脉沉弦者,下重;脉大者,为未止;脉微弱数者,为欲自止,虽发热不死。

下利,手足厥冷,无脉者,灸之不温。若脉不还,反微喘者,死。少阴负趺阳者,为顺也。

下利,有微热而渴,脉弱者,今自愈。

下利,脉数,有微热,汗出,今自愈;设脉紧,为未解。

下利,脉数而渴者,今自愈;设不差,必清脓血,以有热故也。

下利,脉反弦,发热身汗者,自愈。

下利气者,当利其小便。

下利,寸脉反浮数,尺中自涩者,必清脓血。

下利清谷,不可攻其表,汗出必胀满。

下利,脉沉而迟,其人面少赤,身有微热,下利清谷者,必郁冒,汗出而解,病人必微热。所以然者,其面戴阳,下虚故也。

下利后,脉绝,手足厥冷,晬时脉还,手足温者生,脉不还者死。

下利，腹胀满，身体疼痛者，先温其里，乃攻其表。温里宜四逆汤，攻表宜桂枝汤。

四逆汤方方见上。

桂枝汤方

桂枝三两，去皮　芍药三两　甘草二两，炙　生姜三两　大枣十二枚

上五味，㕮咀，以水七升，微火煮取三升，去滓，适寒温，服一升。服已，须臾，啜稀粥一升，以助药力，温覆令一时许，遍身漐漐，微似有汗者益佳，不可令如水淋漓。若一服汗出病差，停后服。

下利，三部脉皆平，按之心下坚者，急下之，宜大承气汤。

下利，脉迟而滑者，实也。利未欲止，急下之，宜大承气汤。

下利，脉反滑者，当有所去，下乃愈，宜大承气汤。

下利已差，至其年月日时复发者，以病不尽故也，当下之，宜大承气汤。

大承气汤方见痉病中。

下利谵语者，有燥屎也，小承气汤主之。

小承气汤方

大黄四两　厚朴二两，炙　枳实大者，三枚，炙

上三味,以水四升,煮取一升二合,去滓,分温二服。得利则止。

下利便脓血者,桃花汤主之。

桃花汤方

赤石脂一斤,一半剉,一半筛末　干姜一两　粳米一升

上三味,以水七升,煮米令熟,去滓,温七合,内赤石脂末方寸匕,日三服。若一服愈,余勿服。

热利重下者,白头翁汤主之。

白头翁汤方

白头翁二两　黄连　黄柏　秦皮各三两

上四味,以水七升,煮取二升,去滓,温服一升,不愈更服。

下利后更烦,按之心下濡者,为虚烦也,栀子豉汤主之。

栀子豉汤方

栀子十四枚　香豉四合,绵裹

上二味,以水四升,先煮栀子得二升半,内豉,煮取一升半,去滓,分二服,温进一服,得吐则止。

下利清谷,里寒外热,汗出而厥者,通脉四逆汤主之。

通脉四逆汤方

附子大者一枚,生用　干姜三两,强人可四两　甘草二两,炙

上三味,以水三升,煮取一升二合,去滓,分温再服。

下利肺(腹)痛,紫参汤主之。

紫参汤方

紫参半斤　甘草三两

上二味,以水五升,先煮紫参,取二升,内甘草,煮取一升半,分温三服。疑非仲景方。

气利,诃梨勒散主之。

诃梨勒散方

诃梨勒十枚,煨

上一味,为散,粥饮和,顿服。疑非仲景方。

附　方

《千金翼》小承气汤　治大便不通,哕,数谵语。方见上。

《外台》黄芩汤　治干呕下利。

黄芩　人参　干姜各三两　桂枝一两　大枣十二枚　半夏半升

上六味,以水七升,煮取三升,温分三服。

疮痈肠痈浸淫病脉证
并治第十八

论一首　脉证三条　方五首

诸浮数脉,应当发热,而反洒淅恶寒,若有痛处,当发其痈。

师曰:诸痈肿,欲知有脓无脓,以手掩肿上,热者为有脓,不热者为无脓。

肠痈之为病,其身甲错,腹皮急,按之濡,如肿状,腹无积聚,身无热,脉数,此为腹内有痈脓,薏苡附子败酱散主之。

薏苡附子败酱散方

薏苡仁十分　附子二分　败酱五分

上三味,杵为末,取方寸匕,以水二升,煎减半,顿服。小便当下。

肠痈者,少腹肿痞,按之即痛如淋,小便自调,时时发热,自汗出,复恶寒,其脉迟紧者,脓未成,可下之,当有血。脉洪数者,脓已成,不可下也,大黄牡丹汤主之。

大黄牡丹汤方

大黄四两　牡丹一两　桃仁五十个　瓜子半升　芒硝三合

上五味,以水六升,煮取一升,去滓,内芒硝,再煎沸,顿服之,有脓当下,如无脓,当下血。

问曰:寸口脉浮微而涩,然当亡血,若汗出,设不汗者云何?答曰:若身有疮,被刀斧所伤,亡血故也。

病金疮,王不留行散主之。

王不留行散方

王不留行十分,八月八日采　蒴藋细叶十分,七月七日采　桑东南根白皮,十分,三月三日采　甘草十八分　川椒三分,除目及闭口者,去汗。黄芩二分　干姜二分　芍药二分　厚朴二分

上九味,桑根皮以上三味,烧灰存性,勿令灰过,各别杵筛,合治之为散,服方寸匕,小疮即粉之,大疮但服之。产后亦可服。如风寒,桑东根勿取之。前三物,皆阴干百日。

排脓散方

枳实十六枚　芍药六分　桔梗二分

上三味,杵为散,取鸡子黄一枚,以药散与鸡黄相等,揉和令相得,饮和服之,日一服。

排脓汤方

甘草二两　桔梗三两　生姜一两　大枣十枚

上四味,以水三升,煮取一升,温服五合,日再服。

浸淫疮,从口流向四肢者可治;从四肢流来入口

者不可治。

　　浸淫疮,黄连粉主之。 方未见。

趺蹶手指臂肿转筋阴狐疝蛔虫病脉证治第十九

论一首　脉证一条　方四首

　　师曰:病趺蹶,其人但能前,不能却,刺腨入二寸,此太阳经伤也。

　　病人常以手指臂肿动,此人身体眴眴者,藜芦甘草汤主之。

　　藜芦甘草汤方未见。

　　转筋之为病,其人臂脚直,脉上下行,微弦,转筋入腹者,鸡屎白散主之。

　　鸡屎白散方

　　鸡屎白

　　上一味,为散,取方寸匕,以水六合,和,温服。

　　阴狐疝气者,偏有小大,时时上下,蜘蛛散主之。

　　蜘蛛散方

　　蜘蛛十四枚,熬焦　桂枝半两

　　上二味为散,取八分一匕,饮和服,日再服,蜜丸亦可。

问曰：病腹痛有虫，其脉何以别之？师曰：腹中痛，其脉当沉，若弦，反洪大，故有蛔虫。

蛔虫之为病，令人吐涎，心痛，发作有时。毒药不止，甘草粉蜜汤主之。

甘草粉蜜汤方

甘草二两　粉一两　蜜四两

上三味，以水三升，先煮甘草，取二升，去滓，内粉蜜，搅令和，煎如薄粥，温服一升，差即止。

蛔厥者，当吐蛔，今病者静而复时烦，此为脏寒。蛔上入膈，故烦。须臾复止，得食而呕，又烦者，蛔闻食复出，其人常自吐蛔。

蛔厥者，乌梅丸主之。

乌梅丸方

乌梅三百个　细辛六两　干姜十两　黄连一斤　当归四两　附子六两，炮　川椒四两，去汗　桂枝六两　人参　黄柏各六两

上十味，异捣筛，合治之，以苦酒渍乌梅一宿，去核蒸之，五升米下，饭熟，捣成泥，和药令相得，内臼中，与蜜杵二千下，丸如梧子大，先食，饮服十丸，三服，稍加至二十丸，禁生冷滑臭等食。

卷 下

妇人妊娠病脉证并治第二十

证三条　方八首

师曰：妇人得平脉，阴脉小弱，其人渴，不能食，无寒热，名妊娠，桂枝汤主之。方见下利中。于法六十日当有此证，设有医治逆者，却一月，加吐下者，则绝之。

妇人宿有癥病，经断未及三月，而得漏下不止，胎动在脐上者，为癥痼害。妊娠六月动者，前三月经水利时，胎也。下血者，后断三月衃也。所以血不止者，其癥不去故也，当下其癥，桂枝茯苓丸主之。

桂枝茯苓丸方

桂枝　茯苓　牡丹去心　桃仁去皮尖，熬　芍药各等分

上五味，末之，炼蜜和丸，如兔屎大，每日食前服一丸，不知，加至三丸。

妇人怀娠六七月，脉弦发热，其胎愈胀，腹痛恶寒者，少腹如扇，所以然者，子脏开故也，当以附子汤温其脏。方未见。

师曰：妇人有漏下者，有半产后因续下血都不绝

者,有妊娠下血者。假令妊娠腹中痛,为胞阻,胶艾汤主之。

芎归胶艾汤方 一方加干姜一两。胡洽治妇人胞动无干姜。

芎劳　阿胶　甘草各二两　艾叶　当归各三两　芍药四两　干地黄四两

上七味,以水五升,清酒三升,合煮,取三升,去滓,内胶,令消尽,温服一升,日三服,不差更作。

妇人怀娠,腹中疞痛,当归芍药散主之。

当归芍药散方

当归三两　芍药一斤　茯苓四两　白术四两　泽泻半斤　芎劳半斤,一作三两

上六味,杵为散,取方寸匕,酒和,日三服。

妊娠呕吐不止,干姜人参半夏丸主之。

干姜人参半夏丸方

干姜　人参各一两　半夏二两

上三味,末之,以生姜汁糊为丸,如梧子大,饮服十丸,日三服。

妊娠小便难,饮食如故,归母苦参丸主之。

当归贝母苦参丸方 男子加滑石半两。

当归　贝母　苦参各四两

上三味,末之,炼蜜丸如小豆大,饮服三丸,加至

十丸。

妊娠有水气,身重,小便不利,洒淅恶寒,起则头眩,葵子茯苓散主之。

葵子茯苓散方

葵子一斤　茯苓三两

上二味,杵为散,饮服方寸匕,日三服,小便利则愈。

妇人妊娠,宜常服当归散主之。

当归散方

当归　黄芩　芍药　芎䓖各一斤　白术半斤

上五味,杵为散,酒饮服方寸匕,日再服。妊娠常服即易产,胎无苦疾,产后百病悉主之。

妊娠养胎,白术散主之。

白术散方见《外台》。

白术四分　芎䓖四分　蜀椒三分,去汗　牡蛎二分

上四味,杵为散,酒服一钱匕,日三服,夜一服。但苦痛,加芍药;心下毒痛,倍加芎䓖;心烦吐痛,不能食饮,加细辛一两,半夏大者二十枚,服之后更以醋浆水服之;若呕,以醋浆水服之复不解者,小麦汁服之;已后渴者,大麦粥服之。病虽愈,服之勿置。

妇人伤胎,怀身腹满,不得小便,从腰以下重,如

有水气状,怀身七月,太阴当养不养,此心气实,当刺泻劳宫及关元,小便微利则愈。见《玉函》。

妇人产后病脉证治第二十一
论一首 证六条 方七首

问曰:新产妇人有三病,一者病痉,二者病郁冒,三者大便难,何谓也?师曰:新产血虚,多汗出,喜中风,故令病痉;亡血复汗,寒多,故令郁冒;亡津液,胃燥,故大便难。

产妇郁冒,其脉微弱,不能食,大便反坚,但头汗出。所以然者,血虚而厥,厥而必冒,冒家欲解,必大汗出。以血虚下厥,孤阳上出,故头汗出。所以产妇喜汗出者,亡阴血虚,阳气独盛,故当汗出,阴阳乃复。大便坚,呕不能食,小柴胡汤主之。方见呕吐中。

病解能食,七八日更发热者,此为胃实,大承气汤主之。方见痉中。

产后腹中疗痛,当归生姜羊肉汤主之,并治腹中寒疝,虚劳不足。

当归生姜羊肉汤方见寒疝中。

产后腹痛,烦满不得卧,枳实芍药散主之。

枳实芍药散方

枳实烧令黑,勿太过 芍药等分

上二味,杵为散,服方寸匕,日三服。并主痈脓,以麦粥下之。

师曰:产妇腹痛,法当以枳实芍药散,假令不愈者,此为腹中有干血着脐下,宜下瘀血汤主之。亦主经水不利。

下瘀血汤方

大黄二两 桃仁二十枚 䗪虫二十枚,熬,去足

上三味,末之,炼蜜合为四丸,以酒一升,煎一丸,取八合,顿服之。新血下如豚肝。

产后七八日,无太阳证,少腹坚痛,此恶露不尽,不大便,烦躁发热,切脉微实,再倍发热,日晡时烦躁者,不食,食则谵语,至夜即愈,宜大承气汤主之。热在里,结在膀胱也。方见痉病中。

产后风,续之数十日不解,头微痛,恶寒,时时有热,心下闷,干呕汗出。虽久,阳旦证续在耳,可与阳旦汤。即桂枝汤方,见下利中。

产后中风发热,面正赤,喘而头痛,竹叶汤主之。

竹叶汤方

竹叶一把 葛根三两 防风 桔梗 桂枝 人参 甘草各一两 附子一枚,炮 大枣十五枚 生姜

五两

上十味,以水一斗,煮取二升半,分温三服,温覆使汗出。颈项强,用大附子一枚,破之如豆大,煎药扬去沫。呕者加半夏半升,洗。

妇人乳中虚,烦乱呕逆,安中益气,竹皮大丸主之。

竹皮大丸方

生竹茹二分　石膏二分　桂枝一分　甘草七分　白薇一分

上五味,末之,枣肉和丸,弹子大,以饮服一丸,日三夜二服。有热者,倍白薇;烦喘者,加柏实一分。

产后下利虚极,白头翁加甘草阿胶汤主之。

白头翁加甘草阿胶汤方

白头翁二两　黄连　柏皮　秦皮各三两　甘草二两　阿胶二两

上六味,以水七升,煮取二升半,内胶,令消尽,分温三服。

附 方

《千金》三物黄芩汤　治妇人在草蓐,自发露得风,四肢苦烦热,头痛者,与小柴胡汤。头不痛,但烦者,此汤主之。

黄芩一两　苦参二两　干地黄四两

上三味,以水八升,煮取二升,温服一升,多吐下虫。

《千金》内补当归建中汤　治妇人产后虚赢不足,腹中刺痛不止,吸吸少气,或苦少腹中急摩痛,引腰背,不能食饮,产后一月,日得四五剂为善。令人强壮,宜。

当归四两　桂枝三两　芍药六两　生姜三两　甘草二两　大枣十二枚

上六味,以水一斗,煮取三升,分温三服,一日令尽。若大虚,加饴糖六两,汤成内之,于火上暖令饴消,若去血过多,崩伤内衄不止,加地黄六两,阿胶二两,合八味,汤成内阿胶。若无当归,以芎劳代之;若无生姜,以干姜代之。

妇人杂病脉证并治第二十二

论一首　脉证合十四条　方十三首

妇人中风,七八日续来寒热,发作有时,经水适断,此为热入血室,其血必结,故使如疟状,发作有时,小柴胡汤主之。方见呕吐中。

妇人伤寒发热,经水适来,昼日明了,暮则谵语,如见鬼状者,此为热入血室,治之无犯胃气及上二焦,必自愈。

妇人中风,发热恶寒,经水适来,得七八日,热除脉迟,身凉和,胸胁满,如结胸状,谵语者,此为热入血室也,当刺期门,随其实而取之。

阳明病,下血谵语者,此为热入血室,但头汗出,当刺期门,随其实而泻之。濈然汗出者愈。

妇人咽中如有炙脔,半夏厚朴汤主之。

半夏厚朴汤方《千金》作胸满,心下坚,咽中帖帖,如有炙肉,吐之不出,吞之不下。

半夏一升　厚朴三两　茯苓四两　生姜五两　干苏叶二两

上五味,以水七升,煮取四升,分温四服,日三夜一服。

妇人脏躁,喜悲伤欲哭,象如神灵所作,数欠伸,甘麦大枣汤主之。

甘草小麦大枣汤方

甘草三两　小麦一升　大枣十枚

上三味,以水六升,煮取三升,温分三服。亦补脾气。

妇人吐涎沫,医反下之,心下即痞,当先治其吐涎沫,小青龙汤主之。涎沫止,乃治痞,泻心汤主之。

小青龙汤方见痰饮中。

泻心汤方见惊悸中。

妇人之病,因虚、积冷、结气,为诸经水断绝,至有历年,血寒积结胞门,寒伤经络。凝坚在上,呕吐涎唾,久成肺痈,形体损分;在中盘结,绕脐寒疝,或两胁疼痛,与脏相连;或结热中,痛在关元。脉数无疮,肌若鱼鳞,时着男子,非止女身。在下未多,经候不匀。冷阴掣痛,少腹恶寒,或引腰脊,下根气街,气冲急痛,膝胫疼烦,奄忽眩冒,状如厥癫,或有忧惨,悲伤多嗔,此皆带下,非有鬼神,久则羸瘦,脉虚多寒。

三十六病,千变万端;审脉阴阳,虚实紧弦;行其针药,治危得安。其虽同病,脉各异源。子当辨记,勿谓不然。

问曰:妇人年五十所,病下利,数十日不止,暮即发热,少腹里急,腹满,手掌烦热,唇口干燥,何也?师曰:此病属带下,何以故?曾经半产,瘀血在少腹不去。何以知之?其证唇口干燥,故知之。当以温经汤主之。

温经汤方

吴茱萸三两　当归　芎䓖　芍药各二两　人参　桂枝　阿胶　牡丹去心　生姜　甘草各二两　半夏半升　麦门冬一升,去心上十二味，以水一斗，煮取三升，分温三服。亦主妇人少腹寒，久不受胎，兼取崩中去血，或月水来过多，及至期不来。

带下，经水不利，少腹满痛，经一月再见者，土瓜根散主之。

土瓜根散方 阴癫肿亦主之。

土瓜根　芍药　桂枝　䗪虫各三分

上四味，杵为散，酒服方寸匕，日三服。

寸口脉弦而大，弦则为减，大则为芤，减则为寒，芤则为虚，寒虚相搏，此名曰革，妇人则半产漏下，旋覆花汤主之。

旋覆花汤方

旋覆花三两　葱十四茎　新绛少许

上三味，以水三升，煮取一升，顿服之。

妇人陷经，漏下，黑不解，胶姜汤主之。臣亿等校诸本无胶姜汤方，想是前妊娠中胶艾汤。

妇人少腹满如敦状，小便微难而不渴，生后者，此为水与血并结在血室也，大黄甘遂汤主之。

大黄甘遂汤方

大黄四两　甘遂二两　阿胶二两

上三味，以水三升，煮取一升，顿服之，其血当下。

妇人经水不利下，抵当汤主之。亦治男子膀胱满急,有瘀血者。

抵当汤方

水蛭三十个,熬　虻虫三十枚,熬,去翅足　桃仁二十个,去皮尖　大黄三两,酒浸

上四味,为末,以水五升,煮取三升,去滓,温服一升。

妇人经水闭不利,脏坚癖不止,中有干血,下白物,矾石丸主之。

矾石丸方

矾石三分,烧　杏仁一分

上二味,末之,炼蜜和丸,枣核大,内脏中,剧者再内之。

妇人六十二种风,及腹中血气刺痛,红蓝花酒主之。

红蓝花酒方 疑非仲景方。

红蓝花一两

上一味,以酒一大升,煎减半,顿服一半。未止再服。

妇人腹中诸疾痛,当归芍药散主之。

当归芍药散方 见前妊娠中。

妇人腹中痛,小建中汤主之。

小建中汤方 见前虚劳中。

问曰:妇人病,饮食如故,烦热不得卧而反倚息者,何也?师曰:此名转胞,不得溺也,以胞系了戾,故致此病。但利小便则愈,宜肾气丸主之。

肾气丸方

干地黄八两　薯蓣四两　山茱萸四两　泽泻三两　茯苓三两　牡丹皮三两　桂枝　附子炮,各一两

上八味,末之,炼蜜和丸梧子大,酒下十五丸,加至二十五丸,日再服。

蛇床子散方　温阴中坐药。

蛇床子仁

上一味,末之,以白粉少许,和令相得,如枣大,绵裹内之,自然温。

少阴脉滑而数者,阴中即生疮,阴中蚀疮烂者,狼牙汤洗之。

狼牙汤方

狼牙三两

上一味,以水四升,煮取半升,以绵缠箸如茧,浸汤沥阴中,日四遍。

胃气下泄,阴吹而正喧,此谷气之实也,膏发煎导之。

膏发煎方见黄疸中。

小儿疳虫蚀齿方疑非仲景方。

雄黄　葶苈

上二味,末之,取腊月猪脂,以槐枝绵裹头四五枚,点药烙之。

杂疗方第二十三
论一首　证一条　方二十二首

退五藏虚热,四时加减柴胡饮子方

冬三月加:柴胡八分　白术八分　大腹槟榔四枚,并皮、子用　陈皮五分　生姜五分　桔梗七分

春三月加:枳实,减白术,共六味

夏三月加:生姜三分　枳实五分　甘草三分,共八味

秋三月加:陈皮三分,共六味

上各咬咀,分为三贴,一贴以水三升,煮取二升,分温三服。如人行四五里,进一服。如四体壅,添甘草少许,每贴分作三小贴,每小贴以水一升,煮取七合,温服。再合滓为一服,重煮,都成四服。疑非仲景方。

长服诃梨勒丸方疑非仲景方。

诃梨勒煨　陈皮　厚朴各三两

上三味,末之,炼蜜丸如梧子大,酒饮服二十丸,加至三十丸。

三物备急丸方见《千金方》,司空裴秀为散用。亦可先和成汁,乃倾口中,令从齿间得入,至良验。

大黄一两　干姜一两　巴豆一两,去皮、心,熬,外研如脂

上药各须精新,先捣大黄、干姜为末,研巴豆内中,合治一千杵,用为散,蜜和丸亦佳,密器中贮之,莫令歇。主心腹诸卒暴百病,若中恶客忤,心腹胀满,卒痛如锥刺,气急口噤,停尸卒死者,以暖水若酒,服大豆许三四丸,或不下,捧头起,灌令下咽,须臾当差。如未差,更与三丸,当腹中鸣,即吐下,便差。若口噤,亦须折齿灌之。

治伤寒,令愈不复,**紫石寒食散方**见《千金翼》。

紫石英　白石英　赤石脂　钟乳碓炼　栝蒌根　防风　桔梗　文蛤　鬼臼各十分　太一余粮十分,烧　干姜　附子炮,去皮　桂枝去皮,各四分

上十三味,杵为散,酒服方寸匕。

救卒死方

薤捣汁,灌鼻中。

又方

雄鸡冠割取血,管吹内鼻中。

猪脂如鸡子大,苦酒一升,煮沸,灌喉中。

鸡肝及血涂面上,以灰围四旁,立起。

大豆二七粒,以鸡子白并酒和,尽以吞之。

救卒死而壮热者方

矾石半斤,以水一斗半,煮消,以渍脚,令没踝。

救卒死而目闭者方

骑牛临面,捣薤汁灌耳中,吹皂荚末鼻中,立效。

救卒死而张口反折者方

灸手足两爪后十四壮了,饮以五毒诸膏散。有巴
豆者

救卒死而四肢不收失便者方

马屎一升,水三斗,煮取二斗以洗之。又取牛洞
稀粪也。一升,温酒灌口中,灸心下一寸、脐上三寸、
脐下四寸,各一百壮,差。

救小儿卒死而吐利不知是何病方

狗屎一丸,绞取汁以灌之。无湿者,水煮干者,
取汁。

治尸蹶方

尸蹶脉动而无气,气闭不通,故静而死也,治方。
脉证见上卷。

菖蒲屑,内鼻两孔中吹之。今人以桂屑着舌下。

又方

剔取左角发方寸,烧末,酒和,灌令入喉,立起。

救卒死、客忤死,**还魂汤**主之方

《千金》云:主卒忤鬼击飞尸,诸奄忽气绝无复觉,或已无脉,口噤拗不开,去齿下汤。汤下口不下者,分病人发左右,捉擒肩引之。药下,复增取一升,须臾立苏。

麻黄三两,去节,一方四两　杏仁去皮尖,七十个　甘草一两,炙《千金》用桂心二两

上三味,以水八升,煮取三升,去滓,分令咽之。通治诸感忤。

又方

韭根一把　乌梅二七个　吴茱萸半升,炒

上三味,以水一斗,煮之。以病人栉内中,三沸,栉浮者生,沉者死。煮取三升,去滓,分饮之。

救自缢死方

救自缢死,旦至暮,虽已冷,必可治;暮至旦,小难也。恐此当言阴气盛故也。然夏时夜短于昼,又热,犹应可治。又云:心下若微温者,一日以上,犹可治之。方

徐徐抱解,不得截绳,上下安被卧之。一人以脚踏其两肩,手少挽其发,常弦弦勿纵之。一人以手按

据胸上，数动之。一人摩挼臂胫，屈伸之。若已僵，但渐渐强屈之，并按其腹。如此一炊顷，气从口出，呼吸眼开而犹引按莫置，亦勿苦劳之。须臾，可少桂汤及粥清含与之，令濡喉，渐渐能咽，乃稍止。若向令两人以管吹其两耳罙好。此法最善，无不活者。

疗中暍方

凡中暍死，不可使得冷，得冷便死，疗之方

屈草带，绕暍人脐，使三两人溺其中，令温。亦可用热泥和屈草，亦可扣瓦碗底按及车缸以着暍人，取令溺，须得流去。此谓道路穷卒无汤，当令溺其中，欲使多人溺，取令温。若有汤便可与之，不可泥及车缸，恐此物冷。暍既在夏月，得热泥土、暖车缸，亦可用也。

救溺死方

取灶中灰两石余以埋人，从头至足，水出七孔，即活。

上疗自缢、溺、暍之法，并出自张仲景为之。其意殊绝，殆非常情所及，本草所能关，实救人之大术矣。伤寒家数有暍病，非此遇热之暍。见《外台》《肘后》目。

治马坠及一切筋骨损方 见《肘后方》。

大黄一两，切，浸，汤成下　绯帛如手大，烧

灰　乱发如鸡子大,烧灰用　久用炊单布一尺,烧灰　败蒲一握三寸　桃仁四十九个,去皮,尖,熬　甘草如中指节,炙,剉

上七味,以童子小便量多少,煎汤成,内酒一大盏,次下大黄,去滓,分温三服。先剉败蒲席半领,煎汤浴,衣被盖覆,斯须通利数行,痛楚立差。利及浴水赤,勿怪,即瘀血也。

禽兽鱼虫禁忌并治第二十四
论辨二首　合九十法　方二十一首

凡饮食滋味,以养于生,食之有妨,反能为害。自非服药炼液,焉能不饮食乎。切见时人,不闲调摄,疾疢竞起;若不因食而生,苟全其生,须知切忌者矣。所食之味,有与病相宜,有与身为害,若得宜则益体,害则成疾,以此致危,例皆难疗。凡煮药饮汁以解毒者,虽云救急,不可热饮,诸毒病得热更甚,宜冷饮之。

肝病禁辛,心病禁咸,脾病禁酸,肺病禁苦,肾病禁甘。春不食肝,夏不食心,秋不食肺,冬不食肾,四季不食脾。辨曰:春不食肝者,为肝气王,脾气败,若食肝,则又补肝,脾气败尤甚,不可救。又肝王之时,不可以死气入肝,恐伤魂也。若非王时,即虚,以肝补

之佳。余脏准此。

凡肝脏自不可轻啖,自死者弥甚。

凡心皆为神识所舍,勿食之,使人来生复其报对矣。

凡肉及肝,落地不着尘土者,不可食之。

猪肉落水浮者,不可食。

诸肉及鱼,若狗不食,鸟不啄者,不可食。

诸肉不干,火炙不动,见水自动者,不可食之。

肉中有如米点者,不可食之。

六畜肉,热血不断者,不可食之。

父母及身本命肉,食之令人神魂不安。

食肥肉及热羹,不得饮冷水。

诸五脏及鱼,投地尘土不污者,不可食之。

秽饭馁肉臭鱼,食之皆伤人。

自死肉,口闭者,不可食之。

六畜自死,皆疫死,则有毒,不可食之。

兽自死,北首及伏地者,食之杀人。

食生肉,饱饮乳,变成白虫。一作血蛊。

疫死牛肉,食之令病洞下,亦致坚积,宜利药下之。

脯藏米瓮中,有毒,及经夏食之,发肾病。

治自死六畜肉中毒方

黄柏屑,捣服方寸匕。

治食郁肉漏脯中毒方郁肉,密器盖之隔宿者是也。

漏脯,茅屋漏下沾着者是也。

烧犬屎,酒服方寸匕,每服人乳汁亦良。

饮生韭汁三升,亦得。

治黍米中藏干脯食之中毒方

大豆浓煮汁,饮数升即解。亦治诸肉漏脯等毒。

治食生肉中毒方

掘地深三尺,取其下土三升,以水五升,煮数沸,澄清汁,饮一升,即愈。

治六畜鸟兽肝中毒方

水浸豆豉,绞取汁,服数升愈。

马脚无夜眼者,不可食之。

食酸马肉,不饮酒,则杀人。

马肉不可热食,伤人心。

马鞍下肉,食之杀人。

白马黑头者,不可食之。

白马青蹄者,不可食之。

马肉狍肉共食,饱醉卧,大忌。

驴马肉合猪肉食之,成霍乱。

马肝及毛,不可妄食,中毒害人。

治马肝毒中人未死方

雄鼠屎二七粒,末之,水和服,日再服。屎尖者是。

又方

人垢,取方寸匕,服之佳。

治食马肉中毒欲死方

香豉二两　杏仁三两

上二味,蒸一食顷,熟,杵之服,日再服。

又方

煮芦根汁,饮之良。

疫死牛,或目赤,或黄,食之大忌。

牛肉共猪肉食之,必作寸白虫。

青牛肠,不可合犬肉食之。

牛肺,从三月至五月,其中有虫如马尾,割去勿食,食则损人。

牛羊猪肉,皆不得以楮木桑木蒸炙。食之,令人腹内生虫。

啖蛇牛肉杀人。何以知之?啖蛇者,毛发向后顺者是也。

治啖蛇牛肉食之欲死方

饮人乳汁一升,立愈。

又方

以泔洗头,饮一升,愈。

牛肚细切,以水一斗,煮取一升,暖饮之,大汗出者愈

治食牛肉中毒方

甘草煮汁饮之,即解。

羊肉,其有宿热者,不可食之。

羊肉不可共生鱼、酪食之,害人。

羊蹄甲中有珠子白者,名羊悬筋,食之令人癫。

白羊黑头,食其脑,作肠痈。

羊肝共生椒食之,破人五脏。

猪肉共羊肝和食之,令人心闷。

猪肉以生胡荽同食,烂人脐。

猪脂不可合梅子食之。

猪肉和葵食之,少气。

鹿肉不可和蒲白作羹,食之发恶疮。

麋脂及梅李子,若妊娠食之,令子青盲,男子伤精。

獐肉不可合虾及生菜、梅李果食之,皆病人。

痼疾人,不可食熊肉,令终身不愈。

白犬自死,不出舌者,食之害人。

食狗鼠余,令人发瘘疮。

治食犬肉不消成病方 治食犬肉不消,心下坚或腹胀,口干大渴,心急发热,妄语如狂,或洞下方。

杏仁一升,合皮,熟,研用

以沸汤三升和,取汁分三服,利下肉片,大验。

妇人妊娠,不可食兔肉、山羊肉及鳖、鸡、鸭,令子无声音。

兔肉不可合白鸡肉食之,令人面发黄。

兔肉着干姜食之,成霍乱。

凡鸟自死,口不闭,翅不合者,不可食之。

诸禽肉,肝青者,食之杀人。

鸡有六翮四距者,不可食之。

乌鸡白首者,不可食之。

鸡不可共葫蒜食之,滞气。一云鸡子。

山鸡不可合鸟兽肉食之。

雉肉久食之,令人瘦。

鸭卵不可合鳖肉食之。

妇人妊娠食雀肉,令子淫乱无耻。

雀肉不可合李子食之。

燕肉勿食,入水为蛟龙所啖。

治食鸟兽中箭肉毒方 鸟兽有中毒箭死者,其肉有毒,解之方

大豆煮汁及蓝汁,服之,解。

鱼头正白如连珠,至脊上,食之杀人。

鱼头中无腮者,不可食之,杀人。

鱼无肠胆者，不可食之，三年阴不起，女子绝生。

鱼头似有角者，不可食之。

鱼目合者，不可食之。

六甲日，勿食鳞甲之物。

鱼不可合鸡肉食之。

鱼不得合鸬鹚肉食之。

鲤鱼鲊不可合小豆藿食之，其子不可合猪肝食之，害人。

鲤鱼不可合犬肉食之。

鲫鱼不可合猴雉肉食之。一云：不可合猪肝食。

鳀鱼合鹿肉生食，令人筋甲缩。

青鱼鲊不可合生葫荽及生葵，并麦中食之。

鳝、鳝不可合白犬血食之。

龟肉不可合酒、果子食之。

鳖目凹陷者及厌下有王字形者，不可食之。其肉不得合鸡鸭子食之。

龟鳖肉不可合苋菜食之。

虾无须及腹下通黑，煮之反白者，不可食之。

食脍，饮乳酪，令人腹中生虫，为瘕。

治食鲙不化成癥病方　鲙食之，在心胸间不化，吐复不出，速下除之，久成癥病，治之方。

橘皮一两　大黄二两　朴硝二两

上三味,以水一大升,煮至小升,顿服即消。

食鲙多不消结为癥病治之方

马鞭草

上一味,捣汁饮之。或以姜叶汁,饮之一升,亦消。又可服吐药吐之。

食鱼后中毒面肿烦乱治之方

橘皮

浓煎汁,服之即解。

食鯸鲐鱼中毒方

芦根

煮汁,服之即解。

蟹目相向,足斑赤者,不可食之。

食蟹中毒治之方

紫苏

煮汁,饮之三升。紫苏子捣汁饮之,亦良。

又方

冬瓜汁,饮二升。食冬瓜亦可。

凡蟹未遇霜,多毒。其熟者,乃可食之。

蜘蛛落食中,有毒,勿食之。

凡蜂蝇虫蚁等,多集食上,食之致瘘。

果实菜谷禁忌并治第二十五

　　果子生食,生疮。

　　果子落地经宿,虫蚁食之者,人大忌食之。

　　生米停留多日,有损外,食之伤人。

　　桃子多食,令人热,仍不得入水浴,令人病淋沥寒热病。

　　杏酪不熟,伤人。

　　梅多食,坏人齿。

　　李不可多食,令人胪胀。

　　林檎不可多食,令人百脉弱。

　　橘柚多食,令人口爽,不知五味。

　　梨不可多食,令人寒中。金疮产妇,亦不宜食。

　　樱桃、杏多食,伤筋骨。

　　安石榴不可多食,损人肺。

　　胡桃不可多食,令人动痰饮。

　　生枣多食,令人热渴气胀。寒热羸瘦者,弥不可食,伤人。

食诸果中毒治之方

　　猪骨烧过。

　　上一味,末之,水服方寸匕。亦治马肝,漏脯等毒。

木耳赤色及仰生者,勿食。

菌仰卷及赤色者不可食。

食诸菌中毒闷乱欲死治之方

人粪汁,饮一升。土浆,饮一二升。大豆浓煮汁,饮之;服诸吐利药,并解。

食枫柱菌而哭不止,治之以前方。

误食野芋,烦毒欲死,治之以前方。 其野芋根,山东人名魁芋。人种芋,三年不收,亦成野芋,并杀人。

蜀椒闭口者,有毒。误食之,戟人咽喉,气病欲绝,或吐下白沫,身体痹冷,急治之方

肉桂煎汁饮之。多饮冷水一二升,或食蒜,或饮地浆,或浓煮豉汁饮之,并解。

正月勿食生葱,令人面生游风。

二月勿食蓼,伤人肾。

三月勿食小蒜,伤人志性。

四月、八月勿食胡荽,伤人神。

五月勿食韭,令人乏气力。

五月五日勿食一切生菜,发百病。

六月、七月勿食茱萸,伤神气。

八月、九月勿食姜,伤人神。

十月勿食椒,损人心,伤心脉。

十一月、十二月勿食薤,令人多涕唾。

四季勿食生葵,令人饮食不化,发百病。非但食中,药中皆不可用,深宜慎之。

时病差未健,食生菜,手足必肿。

夜食生菜,不利人。

十月勿食被霜生菜,令人面无光,目涩,心痛,腰疼,或发心疟。疟发时,手足十指爪皆青,困委。

葱、韭初生芽者,食之伤人心气。

饮白酒,食生韭,令人病增。

生葱不可共蜜食之,杀人。独颗蒜弥忌。

枣合生葱食之,令人病。

生葱和雄鸡、雉、白犬肉食之,令人七窍经年流血。

食糖、蜜后四日内,食生葱、韭,令人心痛。

夜食诸姜、蒜、葱等,伤人心。

芜菁根多食,令人气胀。

薤不可共牛肉作羹食之,成瘕病。韭亦然。

莼多食,动痔疾。

野苣不可同蜜食之,作内痔。

白苣不可共酪同食,作䘌虫。

黄瓜食之,发热病。

葵心不可食,伤人,叶尤冷,黄背赤茎者,勿食之。

胡荽久食之,令人多忘。

病人不可食胡荽及黄花菜。

芋不可多食，动病。

妊妇食姜，令子余指。

蓼多食，发心痛。

蓼和生鱼食之，令人夺气，阴核疼痛。

芥菜不可共兔肉食之，成恶邪病。

小蒜多食，伤人心力。

食躁式躁方

豉

浓煮汁饮之。

误食钩吻杀人解之方 钩吻与芹菜相似，误食之，杀人，解之方《肘后》云：与茱萸、食芹相似。

荠苨八两

上一味，水六升，煮取二升，分温二服。钩吻生地傍无它草，其茎有毛，以此别之。

治误食水莨菪中毒方 菜中有水莨菪，叶圆而光，有毒。误食之，令人狂乱，状如中风，或吐血，治之方。

甘草

煮汁，服之即解。

治食芹菜中龙精毒方 春秋二时，龙带精入芹菜中，人偶食之为病，发时手青腹满，痛不可忍，名蛟龙病。治之方。

硬糖二三升

上一味,日两度服之,吐出如蜥蜴三五枚,差。

食苦瓠中毒治之方

黍穰煮汁,数服之解。

扁豆,寒热者不可食之。

久食小豆,令人枯燥。

食大豆屑,忌啖猪肉。

大麦久食,令人作疥。

白黍米不可同饴、蜜食,亦不可合葵食之。

荞麦面多食,令人发落。

盐多食,伤人肺。

食冷物,冰人齿。

食热物,勿饮冷水。

饮酒食生苍耳,令人心痛。

夏月大醉汗流,不得冷水洗着身,及使扇,即成病。

饮酒,大忌灸腹背,令人肠结。

醉后勿饱食,发寒热。

饮酒食猪肉,卧秫稻穰中,则发黄。

食饴,多饮酒,大忌。

凡水及酒,照见人影动者,不可饮之。

醋合酪食之,令人血瘕。

食白米粥,勿食生苍耳,成走疰。

食甜粥已,食盐即吐。

犀角筋搅饮食,沫出及浇地坟起者,食之杀人。

饮食中毒烦满治之方

苦参三两　苦酒一升半

上二味,煮三沸,三上三下,服之,吐食出,即差。或以水煮亦得。

又方

犀角汤亦佳。

贪食食多不消心腹坚满痛治之方

盐一升　水三升

上二味,煮令盐消,分三服,当吐出食,便差。

矾石,生入腹,破人心肝。亦禁水。

商陆,以水服,杀人。

葶苈子傅头疮,药成入脑,杀人。

水银入人耳及六畜等,皆死。以金银着耳边,水银则吐。

苦楝无子者杀人。

凡诸毒,多是假毒以投,不知时,宜煮甘草荠苨汁饮之,通除诸毒药。

方剂索引